RECHERCHES

SUR LE TRAITEMENT

DE

L'ÉTRANGLEMENT

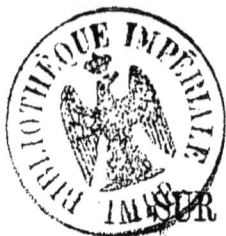

HERNIAIRE

ET EN PARTICULIER

SUR LE TAXIS PROGRESSIF

PAR

LE Dʳ H. TIRMAN

Interne des hôpitaux de Paris, Membre de la Société anatomique.

—⁓⁓—

,PARIS

ADRIEN DELAHAYE, LIBRAIRE-ÉDITEUR

PLACE DE L'ÉCOLE-DE-MÉDECINE

—

1863

RECHERCHES

SUR LE TRAITEMENT

DE

L'ÉTRANGLEMENT

HERNIAIRE

ET EN PARTICULIER

SUR LE TAXIS PROGRESSIF

Principiis obsta.

Introduction.

Il y a longtemps déjà qu'un savant médecin (1) commençait ainsi un article consacré à l'histoire des hernies : «Parmi les maladies qui appartiennent à la chirurgie, il en est peu dont l'histoire démontre aussi bien que celle des hernies, jusqu'à quel point le sort de la pathologie et de la thérapeutique chirurgicale est lié aux progrès de l'anatomie. On s'expliquera facilement, dès lors, comment cette branche de la chirurgie est si faible chez les anciens, et comment elle n'a pu acquérir que de nos jours *la rare perfection où elle est parvenue.*»

_____

(1) M. Raige-Delorme, Dictionn. en 30 vol., art. *Hernie.*

Il y a plus de vingt ans que ce tableau flatteur de la science contemporaine a été tracé, et depuis lors la question de l'étranglement herniaire n'a cessé d'être à l'ordre du jour; l'anatomie, la physiologie, la médecine opératoire, ont été successivement mises à contribution pour l'élucider, et, malgré tous ces efforts, la question est loin d'être jugée aujourd'hui. Si, en effet, nous sommes plus avancés que nos devanciers sur le côté théorique de la question, si nous pouvons déterminer avec une précision plus rigoureuse le siége anatomique de l'étranglement, sommes-nous beaucoup plus avancés en présence du fait clinique? Savons-nous reconnaître d'une façon précise la nature et l'état des parties étranglées? Bien plus, pouvons-nous à coup sûr et d'emblée affirmer l'étranglement?

Ces incertitudes ne sont rien encore en comparaison de celles qui règnent sur le traitement de l'étranglement herniaire. Et pourtant, il n'est pas de circonstances où la détermination du chirurgien doive être plus prompte ni plus sûre; non-seulement l'expectation lui est interdite, mais, dans le plus grand nombre des cas, sa décision ne peut admettre ni temporisation, ni conseils; c'est d'urgence qu'il faut intervenir.

Aura-t-il recours à un de ces innombrables moyens que les chirurgiens sérieux et les charlatans de toutes les époques nous ont légués? Opérera-t-il, et dans quel délai? Autant de questions qui ont été résolues en sens opposé par les auteurs les plus accrédités.

Ces incertitudes, ces contradictions auraient disparu depuis longtemps, et la question serait bien près d'être jugée, si les auteurs, au lieu de nous léguer leurs théories plus ou moins surannées, nous avaient laissé leurs observations pures et simples. C'est en vain qu'on chercherait chez les anciens l'apparence d'une statistique, les auteurs ne rapportent que leurs succès; tous les moyens de traitement semblent efficaces, car, à l'appui de chacun d'eux, on trouverait au moins un cas de guérison; l'étranglement guérirait toujours si on s'en rapportait à de pareilles données.

C'est cette lacune que cherche à combler depuis bientôt vingt ans notre maître, M. le professeur Gosselin, en substituant aux observations vagues et trop souvent complaisantes qui fourmillent dans les auteurs une statistique rigoureuse.

Cela seul eût été un grand service rendu à la science et un pas immense vers la solution de la question qui nous occupe; mais M. Gosselin n'a pas borné là ses efforts, à lui revient le mérite d'avoir basé la thérapeutique sur l'âge de l'étranglement, sur le volume de la hernie, et la présomption de son contenu. La gravité de la maladie, jugée par celle des troubles fonctionnels, telle était, jusqu'aux travaux de ce chirurgien, la base sur laquelle reposait la thérapeutique de l'étranglement herniaire. Des faits nombreux sont là pour prouver que cette substitution a opéré dans la pratique un progrès véritable. Parmi ces faits, un certain nombre se sont passés sous nos yeux pendant notre internat chez M. le professeur Gosselin ; nous avons eu nous-même l'occasion de mettre en pratique les préceptes formulés par notre maître. Ce sont ces préceptes et les faits à l'appui que nous nous efforcerons de présenter.

Nous rappellerons auparavant les différents moyens qui ont été proposés pour combattre l'étranglement herniaire ; signalant rapidement, et seulement pour mémoire, les moyens dits médicaux, et qui seraient mieux nommés accessoires du traitement de l'étranglement ; pour insister sur le traitement chirurgical, dire en quoi il consiste, quand et comment il doit être employé.

Le manuel opératoire du débridement de la hernie étranglée ne nous arrêtera pas ; nous nous bornerons à préciser ses indications : notre but étant surtout d'insister sur le taxis, sur les indications de son emploi, son mode d'application, les résultats qu'il fournit entre les mains d'un chirurgien exercé.

Lorsqu'en 1844, dans sa thèse d'agrégation, M. Gosselin plaidait la cause du taxis forcé, en s'efforçant de lever la proscription dont ce moyen était frappé, il parut soutenir une cause perdue ; en effet, depuis Jean-Louis Petit, tous les auteurs ont accusé cette méthode de traitement, lui imputant les griefs les plus sérieux ; les tentatives de Lisfranc et d'Amussat n'avaient pas eu pour résultat de lui restituer son droit de cité dans le domaine de la thérapeutique chirurgicale ; il a fallu pour réhabiliter ce moyen quinze années de lutte et un nombre imposant d'observations concluantes. Encore aujourd'hui est-on loin d'apprécier à sa valeur le taxis forcé, mieux nommé *taxis progressif*. Nous nous efforcerons, en nous inspirant des leçons et de la pratique de notre maître, de restituer à cette méthode la place qu'elle doit occuper dans l'histoire du traitement de la hernie étranglée, et d'indiquer les services que le taxis progressif, aidé du chloroforme, son puissant auxiliaire, est appelé à rendre contre ce redoutable accident.

CHAPITRE Ⅰer.

Historique.

L'étranglement herniaire ne reçut son nom qu'au milieu du XVIIe siècle (1648) ; mais cet accident, sans être nettement défini, se trouve néanmoins suffisamment indiqué dans les ouvrages des chirurgiens d'une époque beaucoup plus reculée, pour que nous soyons autorisés à rechercher jusque-là les premières tentatives du traitement qui fait l'objet de ce travail.

C'est sous les noms d'*ileus,* de *passion iliaque,* de *miserere,* de *trousse-galant,* que nous trouvons décrit un état morbide qui offre avec notre étranglement une analogie parfaite. Sans remonter jusqu'aux écrits hippocratiques pour y trouver un passage, cité par M. Raige-Delorme, et où en forçant peut-être un peu les analogies, on pourrait voir un fait d'étranglement, nous rappellerons que d'après Cœlius Aurelianus, cité par M. Broca (thèse de concours, 1857), Proxagoras de Cos admettait que l'*ileus* était quelquefois dû à la chute dans le scrotum d'un intestin rempli de matières fécales : «Intestinum plu- «rimis stercoribus confertum.» En pareil cas le médecin grec tentait le *taxis :* «Manibus premens intestina «magna quassatione vexavit,» et si cette manœuvre ne réussissait pas, il ouvrait le ventre près du pubis

et fendait l'intestin pour en extraire la masse stercorale.

L'inflammation herniaire, bien loin d'être une acquisition moderne, se trouve mentionnée et décrite
par Celse en plusieurs endroits, mais en même
temps cet auteur signale la difficulté ou même l'impossibilité de réduire les hernies enflammées (Celsus,
de Re medica, lib. VII, cap. **20**).

Si nous avons revendiqué pour Celse la première
description de l'inflammation herniaire, nous devons
restituer à Aetius le triste honneur d'avoir le premier
conseillé l'expectation dans les hernies enflammées,
conseil qui, pour le dire en passant, n'a été que trop
bien suivi : « At si partes scroto vicinæ vehementibus
« doloribus una cum inflammatione vexentur, tormina
« idem ac flatus adsint, *tamdiu differenda est reductio*
« donec quieverint. » Puis, en attendant que l'inflammation se dissipe *et pour prévenir la gangrène*, le
même auteur recommande l'emploi des onctions et
des scarifications; mais qu'on se garde bien d'employer le *taxis*, qui est le remède souverain de l'engouement. Nous ne sommes encore qu'au VIe siècle
de notre ère et déjà le *taxis* a rencontré des en-
nemis.

Puis vient uue longue période pendant laquelle
l'histoire de l'étranglement ne trouve rien à relater.
Tous les efforts des chirurgiens semblent converger
vers une constante et unique préoccupation : la cure
radicale des hernies; c'est alors qu'on vit les traite-
ments les plus barbares, les plus monstrueux, être

dirigés contre cette infirmité. Dans l'intervalle qui sépare le xiie siècle du xvie, la chirurgie, en Occident, ne fit que se traîner sur les pas des Arabes, qui avaient inauguré cette désastreuse pratique. C'est à dater de ce temps que se propagea surtout la méthode de la castration, qui fit tant de victimes dans les mains des charlatans qui promenaient de bourgade en bourgade leur art meurtrier. On peut juger des ravages causés par ces grossiers opérateurs, par ce que Fabrice d'Aquapendente dit de l'un d'eux, Horace de Narcia, qui, après avoir fait plus de deux cents opérations en peu d'années, se plaignait de n'en avoir plus pratiqué qu'une vingtaine depuis quelque temps. Il n'entre pas dans notre sujet de relater toutes les tentatives de guérison radicale des hernies, nous n'eussions même pas abordé cette question si nous n'avions cru voir dans l'exagération même des efforts des chirurgiens, dans leur lutte contre la hernie, la preuve que la connaissance de l'étranglement leur était familière. Comment expliquer autrement, sinon justifier, des tentatives le plus souvent mortelles et qui dirigées contre une simple infirmité n'eussent pas même eu leur raison d'être.

Au xve siècle le mot d'étranglement n'est pas encore prononcé, mais la réduction de la hernie devient la préoccupation de tous les chirurgiens. « Pour pratiquer le taxis, Arculanus fait coucher le malade, le bassin élevé, les cuisses fléchies et écartées » (Malgaigne, introduction à l'édition d'Ambroise Paré).

Arrive Ambroise Paré, qui pourrait nous fournir

de nombreuses citations ; nous nous bornerons à quelques-unes, qui rentrent plus directement dans notre sujet : «Donc le chirurgien estant appelé pour réduire l'intestin tombé en la bourse situera l'enfant au lit ou sur une table, la teste en bas, les fesses en haut, et de ses deux mains, peu à peu, fera la réduction (position déjà indiquée par Guy de Chauliac); après quoi il fomentera la partie d'une fomentation astringente. . . . . Le chirurgien bandera la partie avec compresses et brayers propres à cette affaire, et fera tenir l'enfant dans son berceau l'espace de trente ou quarante jours, les fesses un peu eslevées, et surtout on le gardera de crier et toussir.»

Nous venons d'assister à la manœuvre du taxis, mais la réduction ne peut être obtenue par ce moyen, les accidents s'aggravent ; nous allons voir Ambroise Paré, sans perdre de temps, avoir recours à une opération : « Aucunes fois, par tous ces moyens, la réduction ne peut estre faite, à cause que le processus n'est pas assez dilaté, d'où vient que la matière fécale contenue aux intestins tombés dedans le scrotum, accompagnée de ventosités, s'endurcit et fait qu'on ne les peut plus réduire. Incontinent il s'y fait inflammation et accroissement de douleur (voilà l'engouement qui amène l'inflammation : peu importe la théorie, pour nous, point de doute, il s'agit bien d'un étranglement, ce qui suit lève toute incertitude), et, qui pis est, un engorgement de la matière fécale que le malade rejette par la bouche, puis gangrène et mortification : et pour la structure du boyau , la chaleur naturelle est estcinte et suffoquée, dont tost après la mort s'ensuit. Telle maladie est nommée communément *miserere mei*. Pour obvier à tel accident, faut venir à l'extresme remède plus tost que laisser mourir le malade si vilainement, ce qui se fera par l'œuvre de la main de cette manière : le maláde sera situé, etc. » (Suit la description de l'opération.)

Ambroise Paré ajoute : « Toutes fois telle opération ne se fera que les vertus du malade ne soient assez fortes pour l'endurer, et qu'on n'aye fait bon prognostic à ses parents et amis par avant que d'y mettre la main» (Ambroise Paré, édit. Malgaigne).

Nous voici arrivés à Franco, dont le nom occupe une place importante dans l'histoire du traitement de l'étranglement herniaire ; c'est à lui, en effet, que presque tous les auteurs attribuent l'honneur d'avoir le premier conçu et mis en pratique le débridement. Il en est de cette opinion, passée à l'état d'aphorisme, comme de tant d'autres qui ont cours dans la science ; leur origine, aussi bien que les preuves de leur authenticité, sont environnées d'une grande obscurité. Il est bien vrai que la première mention qui soit faite de cette opération se trouve dans Franco, mais en est-il bien le créateur? Cela est fort douteux : cet auteur, en effet, manque rarement de revendiquer la propriété d'une découverte qui lui appartient : « Et de ces choses n'ay point trouvé aucun autheur qui en ait escrit. » Or nulle

part il ne se donne pour l'inventeur de l'opération
de la hernie étranglée. Quoi qu'il en soit, et en ad-
mettant que cette opération eût cours avant lui, il
resterait encore à Franco l'immense mérite d'en
avoir formulé d'une manière précise l'indication,
d'en avoir tracé les règles et enseigné les contre-
indications. Il est à regretter que les successeurs de
Franco, qui lui ont religieusement conservé un titre
contestable, n'ait pas rapporté avec la même con-
fiance et mis en pratique, pour leur propre compte,
ce précepte de l'auteur : *La chirurgie seule peut les
guérir* (hernies étranglées), *et il est ridicule de chercher des secours dans la médecine.*

Il faut arriver à la fin du xviie siècle pour constater dans l'histoire de l'étranglement de nouveaux
travaux; nous ne dirons pas de nouveaux progrès,
car le précepte de Franco que nous venons de rapporter est, à notre point de vue, le dernier mot du
traitement de l'étranglement herniaire. La période
dans laquelle nous entrons est féconde en théories,
en explications, en hypothèses de toutes sortes, mais
stérile en observations cliniques : le raisonnement
est partout, l'expérience nulle part. Chaque théorie
sur la cause et le mécanisme de l'étranglement en-
traîne comme corollaire nécessaire un traitement
approprié, en harmonie avec cette théorie.

Ce qui frappe surtout dans l'étude des auteurs de
cette époque, à commencer par Jean-Louis Petit,
c'est le soin qu'ils prennent à relater les cas rares,
les faits exceptionnels; chaque méthode de traite-

ment, et le nombre en est grand, est toujours suivie
d'un succès à l'appui ; mais quant à leur pratique
quotidienne, aux faits ordinaires, aux insuccès surtout qui viendraient infirmer la théorie, c'est en vain
qu'on les cherche.

Nous ne laisserons pas passer le nom de J.-L. Petit,
sans rappeler que ce chirurgien est l'adversaire dé-
claré du taxis forcé ; peu s'en faut qu'il n'attribue
à ce mode de traitement tous les dangers de l'étranglement. « Le plus grand danger, dit-il, n'est pas dans
l'opération, mais dans l'état où ils (les chirurgiens
qui pratiquent le taxis forcé) ont réduit le malade »
(J.-L. Petit, *Traité des maladies chirurgicales*,
p. 328). Suit l'énumération des désastres causés par
cette pratique. Quant à indiquer dans quel cas les
accidents sont survenus, quel était l'âge de l'étranglement, la nature et le volume des parties contenues, etc., silence complet sur tous ces points. Nous
verrons plus tard, quand nous traiterons du taxis
progressif, que la plupart des griefs imputés à cette
manœuvre ne sont pas plus nettement formulés.
Quoi qu'il en soit, le nom de J.-L. Petit est justement
honoré, et sous le couvert de ce nom, ses opinions
ont été admises et reproduites comme articles de
foi par presque tous ses successeurs.

C'est en vain qu'on demanderait aux auteurs de
cette époque une règle de conduite constante dans
le traitement de l'étranglement ; témoin Arnaud, qui,
après avoir énuméré presque tous les moyens médicaux connus, signale comme l'*ultima ratio* du chirur-

gien le fameux seau d'eau de J.-L. Petit qui doit réussir là où tout le reste échoue. Ce n'est qu'après avoir épuisé l'interminable liste des moyens médicaux qu'il se décide à opérer. N'est-on pas en droit de s'étonner quand on voit plus loin le même auteur recommander de pratiquer l'opération de *bonne heure?*

Dionis après avoir décrit le taxis en recommandant toutefois *de repousser la tumeur avec plus d'adresse que de violence,* ajoute : « C'est au chirurgien à mettre toutes sortes de moyens pour en venir à bout (de la réduction); que si toutes ses peines deviennent inutiles, il faudra qu'il se serve du *cataplasme* suivant....» A bout d'expédients, le chirurgien ne trouvera rien de mieux à faire que d'avoir recours au cataplasme; cette pratique si peu rationnelle a pourtant trouvé plus d'un imitateur.

Richter, tout entier à la théorie du spasme, ne descend guère au terre à terre de la clinique; il a cependant rendu un véritable service en signalant l'importance et l'extrême gravité du *pincement des petites hernies.* C'est chez lui que nous trouvons pour la première fois mentionné, comme méthode particulière, le *taxis prolongé;* il en parle d'ailleurs comme d'un moyen qui réussit habituellement; mais, par une contradiction trop fréquente chez les anciens auteurs, il se garde bien d'en recommander la pratique.

P. Pott insiste sur le danger de perdre du temps en présence d'un étranglement; il veut que l'opéra=

tion soit faite de bonne heure, sans toutefois indiquer dans quel délai. La gravité prétendue de l'opération, la crainte de la pratiquer trop tard sont, d'après
lui, les deux causes qui empêchent un grand nombre
de praticiens d'y avoir recours. Nous devons lui
savoir gré d'avoir combattu l'inflammation au profit
de l'étranglement et plus encore d'avoir formulé ce
précepte : *On guérit l'inflammation en réduisant.*»
Cet aphorisme que nous serions tenté de prendre
pour épigraphe, tant il nous paraît devoir dominer
le traitement de l'étranglement, est loin de triom-
pher avec P. Pott; nous verrons plus tard qu'il aura
à subir de nombreuses vicissitudes et qu'il rencontrera
sur son chemin de redoutables adversaires. Nous
donnerions une fausse idée de la pratique de P. Pott,
si nous n'ajoutions, qu'en contradiction avec lui-
même, il recommande plus loin d'employer tous les
moyens convenables avant d'en venir à l'opération,
et en particulier les lavements de tabac qu'il préco-
nise énergiquement, et les ponctions de la tumeur
dans le but d'évacuer les gaz.

Avec Scarpa, nous voyons renaître, sous le nom
d'*étranglement aigu*, l'étranglement inflammatoire et
la temporisation, sa compagne ordinaire : «Les hernies étranglées, dit-il, se gangrènent souvent par la
négligence des malades ou par leur négligence à se
soumettre à l'opération.» Il n'est pas un chirurgien
prudent qui ne se range à cette opinion de Scarpa.
Il poursuit : «et peut-être plus souvent encore par
l'effet du taxis exercé sans ménagement par des chi-

rurgiens peu instruits, qui veulent, à quelque prix que ce soit, obtenir une prompte réduction des viscères. La plupart ne font point de différence entre l'étranglement aigu ou prompt et l'étranglement chronique ou lent. Dans l'un comme dans l'autre cas, les symptômes de l'étranglement ne sont pas plus tôt déclarés, qu'ils commencent à manier rudement la tumeur et à pousser les viscères de toutes leurs forces pour les faire rentrer dans le ventre; tandis qu'au contraire, lorsque l'étranglement est aigu et qu'il a lieu chez un sujet jeune et vigoureux, on ne devrait jamais en venir au taxis avant d'avoir mis en usage, pendant un certain temps, tous les moyens propres à diminuer les forces, à calmer le spasme, en un mot, à relâcher les parties qu'il s'agit de réduire..... Si ce que je viens de dire au sujet de l'étranglement aigu et du traitement qui lui convient était généralement connu des chirurgiens, je pense que les opérations de hernie étranglée seraient bien moins fréquentes, et que nous ne verrions pas aussi souvent, dans notre hôpital, de pauvres malades qui viennent de divers endroits, et surtout de la campagne, avec une hernie gangrenée. » Scarpa s'attache ensuite à distinguer de l'étranglement aigu son étranglement chronique, qui n'est autre que l'engouement des auteurs. Ici, l'indication est tout opposée : il faut soutenir les forces du malade, s'abstenir des saignées, des bains et de tout ce qui, en produisant l'atonie générale, pourrait provoquer la gangrène de l'intestin. Puis il ajoute : « Or rien n'est

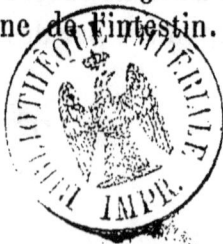

plus efficace, pour provoquer l'action de l'intestin sur les matières qui le distendent et pour diminuer le volume des gaz, que les applications froides sur la tumeur ; elles déterminent un froncement de tout le scrotum, et des contractions du muscle crémaster, qui seules suffisent quelquefois pour faire rentrer les viscères beaucoup mieux que ne pourrait le faire la main du chirurgien le plus exercé.» Suit l'inévitable anecdote du seau d'eau froide de J.-L. Petit. (Scarpa, *Traité pratique des hernies*, trad. Cayol, p. 245-247.)

Nous avons rapporté textuellement, malgré son étendue, ce passage de Scarpa, parce qu'il résume parfaitement l'opinion que nous nous attacherons surtout à combattre, cette opinion qui, en établissant deux catégories d'étranglement, crée aussi deux catégories de traitement, oubliant que, quelle que soit la cause de l'étranglement, l'indication est unique, et que plus tôt elle sera remplie, plus tôt aussi le danger sera conjuré.

Cette doctrine de Scarpa ne lui est pas personnelle, elle est celle de tous les chirurgiens de son temps ; c'est celle de l'Académie royale de chirurgie telle que nous la trouvons consignée dans le mémoire de Goursaud, de 1768 ; c'est celle enfin que nous allons voir régner presque sans contestation jusqu'à une époque très-voisine de la nôtre.

Astley Cooper repousse le taxis forcé avec non moins d'énergie que ses prédécesseurs ; il veut qu'on continue le taxis pendant *un quart d'heure* ou *une demi-heure* sans aucune violence; « car, dit-il, outre que la violence est inutile, elle augmente en général l'état de phlogose des parties renfermées dans le sac herniaire, et quelquefois elle a occasionné la rupture des intestins. »

Samuel Cooper dit que c'est une vérité incontestable, qu'on abuse souvent du taxis et qu'on produit ainsi des accidents graves. Il veut que, lorsque les symptômes sont très-aigus, on ait recours à l'opération presque de suite et sans perdre de temps à employer d'autres moyens préalables de traitement.

Lawrence pose en principe que, lorsque la hernie devient douloureuse, on ne doit plus persister dans les tentatives de réduction au moyen de la main ; car alors, une pression suffisante ne pouvant pas être exercée, la force qu'on emploie tend à augmenter l'inflammation et à accélérer le développement de la gangrène, et il ajoute qu'à cette époque, l'opération est nécessaire et doit être pratiquée sans retard.

Hey se montre également partisan de l'opération pratiquée de bonne heure ; c'est, selon lui, le moyen le plus sûr de sauver la vie du malade ; puis, formulant sa pratique avec une netteté à laquelle nous ne sommes pas accoutumés, il ajoute : « J'ai l'habitude, lorsqu'on me consulte pour un malade affecté depuis deux ou trois jours, de n'attendre que deux heures avant de recourir à l'opération. » Il dit autre part : « Dans quelques cas, les symptômes sont si urgents, qu'il ne faut pas perdre de temps en essayant d'obtenir la réduction de la hernie ; un retard de quelques heures peut quelquefois rendre infructueuse l'opération, qui, pratiquée à temps, aurait pu sauver le malade. »

Cette pratique était aussi celle de Boyer : « Les tentatives de réduction, dit-il, doivent être faites avec bien de la prudence et on doit même y renoncer lorsque la tumeur devient douloureuse. L'expérience a appris que, pour peu que l'étranglement inflammatoire soit considérable, il est bien rare que la hernie puisse être réduite par le taxis, que les tentatives de réduction violentes et répétées n'augmentent pas l'inflammation de l'intestin, ne la fassent dégénérer en gangrène et n'aient l'influence la plus fâcheuse sur l'issue de la maladie. Aussi, ajoute-t-il, lorsque les moyens dont nous venons de parler, administrés avec célérité, n'ont pas procuré la rentrée des parties, et que les symptômes de l'étranglement, loin de diminuer, acquièrent de l'intensité, il n'est plus permis de compter sur l'efficacité de ces moyens et il faut en venir à l'opération. » Boyer recommande en outre d'opérer d'autant plus promptement que la hernie s'est formée subitement, que les symptômes ont beaucoup d'intensité et que le malade est fort et vigoureux.

Au milieu de ces divergences nombreuses d'opinions, deux méthodes de traitement semblent toutefois prédominer : d'une part, la temporisation plus ou moins mitigée par l'emploi des moyens médicaux dont nous apprécierons tout à l'heure l'efficacité ;

d'autre part, l'opération pratiquée de bonne heure;
tandis que les anciens chirurgiens appelaient volon-
tiers à leur secours les moyens médicaux, nous venons de voir Samuel Cooper, Hey, Boyer, et d'autres
encore, avoir recours presque aussitôt à l'opération.
Quant au taxis, il est relégué au nombre des moyens
accessoires, et la preuve, c'est que nous avons vu
bon nombre de chirurgiens, après l'insuccès du
taxis, et par une gradation assez étrange, employer
les cataplasmes sur la tumeur, les lotions froides et
autres moyens anodins avant d'en venir au débridement. Du taxis forcé, il n'en faut pas parler ; en effet,
il n'y a guère qu'un point sur lequel tout le monde
jusqu'ici soit d'accord, c'est pour en proscrire l'emploi d'une façon absolue. Attaqué par tout le monde,
le taxis forcé n'a encore été défendu par personne.

Nous arrivons aux travaux de Lisfranc et d'Amussat; le premier professait en 1841 (Clinique chirurgicale de la Pitié) qu'ayant vu faire un grand nombre
de fois le taxis et ayant observé qu'en général il
réussissait, lorsque surtout il était pratiqué de
bonne heure et confié à des mains habiles, il ne
croyait pas qu'il fût permis de rejeter ce moyen,
abstraction faite de quelques cas. Après avoir réfuté
différentes accusations adressées à cette méthode, il
ajoutait : «*Nous admettons en principe que le taxis
est la règle*, et l'opération l'exception. Il n'admet
pas que les tentatives de taxis infructueuses aggravent la maladie, si on a la précaution *d'opérer immédiatement après.*» Il précise ensuite les cas dans

lesquels il est prudent de s'en abstenir et le délai de son emploi : «*Passé le quatrième jour,* dit-il, on ne doit pas tenter le taxis, lors même que les symptômes généraux et locaux de la gangrène ne se seraient point encore montrés.» Il formule ensuite la méthode suivant laquelle il pratique ce qu'on est convenu d'appeler le taxis forcé; nous y reviendrons quand nous décrirons cette méthode. Il ajoute enfin : «J'ai souvent, avec succès, manœuvré pendant une heure pour réduire des hernies, et jusqu'aujourd'hui je n'ai vu survenir aucun accident.»

Le taxis forcé et prolongé va rencontrer dans Amussat un nouveau défenseur. A peu près à la même époque (1843), Amussat communiquait à l'Académie des sciences sa méthode de traitement des hernies étranglées et les résultats de sa pratique; cette méthode a été résumée par un de ses élèves (Vignolo, *Revue médicale,* 1848), dans un mémoire dont nous devons la communication à l'obligeance de M. Amussat fils : «Le taxis de M. Amussat, lisons-nous dans ce travail, ne diffère pas seulement du taxis ordinaire par l'ensemble des précautions prises pour en assurer le succès, il en diffère surtout par le degré de force intelligente qu'il emploie pour réduire la hernie, *car il ne craint pas d'ajouter à toute la force dont il est capable la force combinée d'un et même de plusieurs aides qui se relèvent en soutenant leurs efforts pendant tout le temps nécessaire.* »

Les idées de Lisfranc et d'Amussat firent trop peu de prosélytes pour que nous ne nous fassions un devoir de citer un mémoire de M. Nivet (note sur le traitement des hernies engouées et étranglées par la compression et le taxis prolongé (*Gazette médicale*, 1838). Dans ce mémoire, antérieur aux publications de Lisfranc et d'Amussat, mais dont les idées ont été néanmoins puisées dans la pratique de ces deux chirurgiens, l'auteur recommande un procédé opératoire qui ne diffère que peu de celui d'Amussat. «Lorsque la tumeur herniaire, dit-il, n'est pas assez douloureuse pour que le taxis soit impraticable, on la comprime graduellement, comme on le fait pour le gland dans le cas de paraphimosis; mais on doit employer un degré de pression plus considérable, et les efforts doivent être continués pendant un temps plus ou moins long. On change de main, et on se fait remplacer par un aide lorsque les forces sont épuisées, et l'on continue la pression jusqu'à ce qu'on soit parvenu à amollir un peu la hernie. La pression est alors dirigée en même temps sur le corps et le pédicule de la tumeur, et bientôt après, on peut faire des tentatives de réduction, comme dans le taxis ordinaire, mais en employant un degré de force plus considérable, lorsqu'on a affaire à une hernie simplement engouée.»

En présence des résultats favorables obtenus par Lisfranc et Amussat à la suite de l'emploi du taxis forcé et prolongé, on s'attendrait peut-être à voir discuter cette méthode; on suppose, tout au moins, qu'elle a dû être expérimentée, mise en œuvre sans parti pris, et qu'à des faits cliniques on opposera

d'autres faits puisés à la même source ; il n'en est
rien pourtant : le taxis était condamné avant d'avoir
été entendu ; tant est grande l'influence de la tradi-
tion et de la théorie ! Les travaux de Lisfranc et
d'Amussat furent non avenus pour la pratique, ils
n'eurent guère d'autre résultat que de réveiller les
griefs adressés à leur méthode ; tous les auteurs con-
tinuèrent à traiter de désastreuse une pratique que
pas un d'eux, peut-être, n'avait essayée.

L'attention des chirurgiens allait de nouveau être
détournée de la question du traitement de l'étranglement, pour être reportée plus spécialement sur
les causes et le mécanisme de cet accident.

On se rappelle que l'Académie de chirurgie, par la
plume de Goursaud, avait fait une sorte d'exposé
de ses principes en matière d'étranglement herniaire ; depuis lors, ces idées avaient été acceptées
par tous les chirurgiens, et n'avaient plus rencontré
de contradicteurs ; mais le règne de l'engouement
tirait à sa fin. En 1840, M. Malgaigne lut à l'Académie de médecine son *Examen des doctrines sur l'é-
tranglement des hernies*, bientôt suivi de son mémoire sur les *pseudo-étranglements*. Bien qu'en dehors de la tâche que nous nous sommes imposée,
cette question touche de trop près au traitement de
l'étranglement, pour que nous soyons autorisés à la
passer sous silence ; nous le pouvons d'autant moins,
que la doctrine professée avec tant d'éclat par le
savant chirurgien semble offrir au premier abord
un argument sans réplique contre le traitement que

nous nous proposons de défendre. Nous emprunte-
rons à M. Broca, qui a défendu cette cause avec un
remarquable talent dans sa thèse d'agrégation, l'exposé de la nouvelle doctrine.

«Pour M. Malgaigne, les accidents décrits jusqu'à
ce jour sous le nom d'*étranglement par engouement*,
ou sous le nom d'*engouement simple*, ne sont que
des inflammations limitées au sac herniaire ou pro-
pagées au contenu de la hernie. Tous les accidents
qui se produisent dans les hernies anciennes et volumineuses, et tous ceux qui se manifestent dans les
hernies qui n'ont point été contenues par un bandage, tous ceux qui ont leur point de départ dans
les épiplocèles, sont dus exclusivement à l'inflammation. C'est-à-dire que la plupart des accidents décrits
sous le nom d'*étranglements* ne sont en réalité que
des pseudo-étranglements. Comme conséquence thérapeutique, M. Malgaigne est conduit *à proscrire
l'opération du débridement dans tous les cas qui pré-
cèdent, et à substituer pendant la période aiguë de
l'inflammation les émollients et les antiphlogistiques
aux tentatives de taxis, qui sont propres tout au plus
à redoubler l'intensité des accidents.*»

Les conséquences de cette doctrine étaient faciles
à prévoir; à l'action, elle oppose la temporisation,
c'est-à-dire un moyen commode à une intervention
toujours difficile; deux puissants auxiliaires lui
étaient assurés : la timidité du chirurgien, et la
pusillanimité du malade. Nous verrons plus tard, en

traitant des indications, que ces prévisions se sont amplement réalisées.

Tandis que cette brillante polémique, suscitée par M. Malgaigne, occupait tous les esprits, les conseils de Lisfranc et d'Amussat n'avaient pas été perdus pour tout le monde; déjà, dans sa thèse d'agrégation (*De l'Étranglement dans les hernies*, 1844), M. Gosselin avait émis l'opinion que le mode de taxis préconisé par Lisfranc et Amussat n'avait peut-être pas les inconvénients qu'on lui attribuait, et qu'il pouvait rendre des services lorsque l'étranglement n'était pas trop ancien; ce chirurgien donnait dès lors le conseil de pratiquer le taxis toutes les fois que l'étranglement datait de moins de vingt-quatre heures, et en appelait à l'observation clinique pour juger définitivement cette méthode de traitement.

Quinze ans plus tard (1859), M. Gosselin communiquait à l'Académie de médecine un relevé de 85 cas de hernies étranglées traitées par lui, soit à l'hôpital, soit en ville; sur ce nombre, 29 avaient été traitées exclusivement par le taxis, et presque toutes par le taxis forcé et prolongé; 2 morts et 27 guérisons: tels furent les résultats de cette pratique, encore, des deux morts, l'une doit être imputée à l'étranglement, la malade s'étant refusée à l'opération après l'insuccès du taxis.

De cette statistique éloquente, M. Gosselin concluait: *Que le taxis forcé est moins dangereux et plus utile que ne l'ont cru beaucoup de chirurgiens.*

Cette conclusion fut encore affirmée par les résultats obtenus les années suivantes; c'est ainsi que pendant les deux années 1861 et 1862, sur 15 observations de taxis pratiqué par M. Gosselin lui-même, ou par ses internes, il y eut 14 guérisons et 1 seul cas de mort. Nous reviendrons plus tard sur ces faits que nous mettrons à profit, pour tracer les indications du traitement de l'étranglement.

Il y a déjà loin de ces résultats à la proscription absolue, à la condamnation unanime du taxis forcé. Tandis que cette réaction commençait à s'opérer, la thérapeutique herniaire s'enrichissait d'un précieux moyen ; nous voulons parler de l'application du chloroforme à la réduction de l'étranglement. Cette importante acquisition, à peine mentionnée dans les traités classiques, nous semble appelée à exercer une influence considérable sur le traitement de l'étranglement herniaire ; en tout cas, elle constitue un élément nouveau dont il n'est plus permis de ne pas tenir compte, dans la pratique, comme dans l'appréciation du taxis.

Tandis que, dans notre pays, le traitement de l'étranglement des hernies traversait ces différentes phases, un mouvement analogue se produisait à l'étranger ; moins préoccupés peut-être que nous du côté anatomique et physiologique de la question, les chirurgiens étrangers paraissent diriger leur attention plus exclusive du côté de l'observation clinique. Tandis que les uns, appelant à leur secours les différents moyens médicaux que nous allons passer en re-

vue, ne pratiquent le débridement qu'à la dernière
extrémité, les autres se montrent partisans de l'opération faite de bonne heure. En même temps, la forte impulsion imprimée à la statistique, et dont M. Malgaigne
peut être considéré à bon droit comme le promo- ·
teur, avait son contre-coup en Allemagne et en An-
gleterre ; les journaux et revues de ces deux pays
sont riches en statistiques des opérations de hernies
étranglées ; nous mettrons ces documents à contribution quand nous étudierons cette partie de
notre sujet.

Nous avons cherché la part faite dans la thérapeutique de nos voisins, au taxis forcé et au taxis
secondé par le chloroforme ; mais ces différentes
méthodes ne nous paraissent pas avoir été l'objet de
recherches spéciales ; tout au plus trouvons-nous
dans les tableaux statistiques une mention ainsi con-
çue : « Le taxis avait été fait avec une grande puis-
sance, » ou bien encore : « Hernie réduite à l'aide du
chloroforme » (voy. Holms, *Medical Times*, 1857 ;
Gay, *Medical Times*, août 1858).

Nous devons cependant une mention spéciale à un
travail remarquable sur le taxis du professeur Streubel, de Leipsick (in *Prague Vierteliahrschrift*, 1861) :
« Nous sommes autorisés, écrit ce chirurgien, à employer dans le taxis *une pression aussi grande que
notre force nous le permet.....* cependant il ne faut
jamais employer une grande force au début du
taxis, mais bien *une pression graduellement croissante,*
et réserver pour la fin les plus grands efforts.....

prolonger le taxis *une heure entière et plus,* si le malade le supporte..... y revenir au moins une fois..... *Le chloroforme doit être employé, toutes les fois que le taxis modéré ne suffit pas, jusqu'au relâchement complet du système musculaire.»*

Comme on peut en juger, la pratique du chirurgien de Leipsick ne diffère en rien de celle de M. le professeur Gosselin.

Cette longue énumération d'opinions et de méthodes thérapeutiques, bien faite pour embarrasser le praticien, peut, si l'on veut, être rapportée à trois périodes : une première, vague, confuse, pendant laquelle la nature de l'étranglement échappe aux chirurgiens aussi bien que les médications qui en dérivent ; ils ne voient dans la hernie qu'une affection qui, à un moment donné, peut entraîner la mort encore ne paraissent-ils pas se rendre compte du rapport qui existe entre la hernie et la passion iliaque ; tous leurs efforts tendent à obtenir la cure radicale de la hernie.

Avec Franco commencerait une deuxième période : en effet, l'étranglement, sans avoir encore reçu son nom, est bien connu, nettement défini, et les indications qui en découlent sont bien formulées ; cette période, qui a vu naître et se perfectionner la méthode du débridement, a vu aussi éclore de nombreuses théories de l'étranglement, basées, il faut le dire, sur des recherches anatomo-physiologiques plus précises.

Les travaux de Lisfranc et d'Amussat inaugurent

une troisième période, signalée par l'application du chloroforme à la réduction de l'étranglement ; le taxis dès lors est apprécié à sa valeur, on commence à comprendre les immenses services qu'il peut rendre au chirurgien, depuis surtout que les indications et les contre-indications de son emploi, basées sur l'âge de l'étranglement, le volume et le contenu de la hernie, ont été nettement formulées par M. le professeur Gosselin.

Il nous reste maintenant à passer en revue et à apprécier les différents moyens dont le chirurgien peut disposer pour combattre l'étranglement herniaire.

CHAPITRE II.

Des différents modes de traitement de l'étranglement herniaire.

La plupart des auteurs distinguent le traitement de la hernie étranglée en *traitement médical* et *chirurgical* ; nous adopterons la division établie par M. Gosselin dans sa thèse d'agrégation, division employée depuis par M. Broca. A l'imitation de ces auteurs, nous diviserons les moyens proposés contre l'étranglement herniaire en deux groupes : les *moyens médicaux* et les *manœuvres opératoires*.

§ I. — DES MOYENS MÉDICAUX.

Ces moyens sont extrêmement nombreux, nous n'avons pas la prétention de les énumérer tous. Nous avons vu, plus haut, que les causes de l'étranglement avaient été diversement interprétées par les chirurgiens, et que chacune des théories imaginées par les auteurs avait donné naissance à un certain nombre de moyens appropriés, les uns destinés à combattre l'inflammation, d'autres à agir sur l'agent constricteur ; un troisième groupe enfin s'adressait à l'intestin lui-même, dans le but d'opérer son dégagement.

La première catégorie comprend tous les moyens antiphlogistiques, saignée générale, sangsues, bains, cataplasmes émollients, lotions froides, application de glace.

Notre intention n'est pas de faire la critique de chacun de ces moyens pris individuellement, nous nous réservons d'apprécier dans son ensemble le traitement médical de l'étranglement ; bornons-nous donc pour le moment à une simple énumération.

Les moyens qui s'adressent à l'agent constricteur, nés de la théorie du spasme, comprennent les narcotiques et les solanées vireuses, en première ligne l'opium et la belladone.

La troisième catégorie de moyens s'adresse à l'intestin, ils sont destinés à agir sur le bout supérieur, sur le bout inférieur, sur l'anse herniée.

C'est par les purgatifs qu'on agit sur le bout supérieur, on a tour à tour proposé les laxatifs et les drastiques.

Sur le bout inférieur de l'intestin on agit par les lavements et les insufflations ; les lavements fortement purgatifs, les irritants tels que les lavements de tabac, comptent encore de nombreux partisans. Les insufflations de tabac ont également joui d'une grande réputation. C'est dans ce groupe de moyens qu'il faut placer le procédé imaginé par O'Beirne, qui consistait à introduire dans le rectum une sonde destinée à évacuer les gaz.

On a appliqué sur l'anse herniée la réfrigération et l'électricité. La réfrigération était obtenue soit au moyen de l'évaporation de l'éther, soit par l'application de la glace ou d'un mélange réfrigérant. C'est aussi dans ce même ordre de moyens qu'il faut placer les douches, les affusions froides! faites à l'improviste.

Mentionnons enfin l'acupuncture et l'électro-puncture.

Nous avons hâte d'en finir avec cette trop longue énumération de moyens médicaux qui ne devraient plus avoir, à notre époque, qu'un intérêt de curiosité historique. La plupart des auteurs sont d'accord pour blâmer et condamner les théories qui ont donné naissance à ces procédés thérapeutiques, et il n'en est pas un, chose étrange ! qui ne se fasse un scrupule d'omettre un seul de ces moyens : scrupule fréquent d'ailleurs en médecine, où une foule de théories et de moyens thérapeutiques, jugés et condamnés en dernier ressort, encombrent encore les traités classiques ; légués par nos prédécesseurs ils seront religieusement transmis à nos successeurs.

Nous devons faire cependant ici une distinction nécessaire ; les moyens que nous venons d'énumérer peuvent être employés seuls ou comme adjuvants d'un traitement chirurgical. Employés seuls, et comme unique traitement, nous sommes d'avis qu'il faut les proscrire tous, sans en excepter un seul ; et pourtant, nous dira-t-on, il y a des faits de guérison qui prouvent l'efficacité de ces moyens. Les ouvrages des anciens chirurgiens, les recueils périodiques, français et étrangers, sont pleins d'observations de her-

nies étranglées guéries par l'un de ces innombrables
moyens : bains, cataplasmes, café, frictions belladonées, lavements de tabac, etc. Que conclure de ces
faits? Que presque tous ces moyens, sinon tous,
peuvent amener la réduction, nous ne le nions pas ;
mais est-ce que l'expectation pure et simple n'a pas
dans certains cas aussi été suivie de guérison ? Nous
en avons, pour notre part, publié deux faits (*Remarques sur quelques variétés de hernies ; Gaz. des hôp.*,
1860). Est-ce à dire que le chirurgien sera autorisé
à s'en tenir à l'expectation en face d'une hernie
étranglée? S'il est vrai que les moyens médicaux
employés seuls ont donné des succès, il est plus vrai
encore qu'ils échouent dans l'immense majorité des
cas; c'est là une proposition qui ne sera contestée
par personne.

Cependant, pourra-t-on nous dire encore, ces
moyens sont, pour la plupart du moins, inoffensifs
par eux-mêmes ; pourquoi le chirurgien ne serait-il
pas autorisé à en essayer l'emploi, prêt à avoir recours aux moyens chirurgicaux en cas d'insuccès?
Cette pratique, nous l'avons vu, était celle de presque tous les anciens chirurgiens; elle compte encore, nous ne l'ignorons pas, un grand nombre de
partisans. Nous croyons qu'elle est désastreuse
et qu'elle doit être rejetée d'une façon absolue.
Qu'arrive-t-il, en effet, lorsqu'on fait appel à un de
ces moyens ? Ou bien, on tombe sur un de ces heureux où l'étranglement cède à la première tentative,
ou, ce qui est infiniment plus probable, on verra

échouer toute la série des moyens non opératoires ;
pendant ce temps, l'étranglement aura suivi son cours,
on aura laissé prescrire le délai pendant lequel le
taxis peut être tenté d'une façon utile et sans danger. On en sera donc réduit aux redoutables chances
d'une opération, si toutefois il est encore temps d'y
avoir recours.

Cette fâcheuse conséquence du traitement médical, nous l'avons eue sous les yeux un grand nombre de fois dans les hôpitaux, où les sujets atteints
d'étranglement herniaire ne sont bien souvent ap-
portés qu'après avoir vu échouer l'emploi des purgatifs, des bains, des sangsues, etc. ; c'est là, il n'en
faut pas douter, la principale cause des résultats défavorables de l'opération du débridement que nous
révèlent nos statistiques.

Nous ajouterons une dernière considération qui
suffirait à elle seule, c'est du moins notre conviction,
à faire rejeter définitivement le traitement exclusivement médical ; c'est que ces étranglements com-
plaisants, qui cèdent à l'emploi d'un des moyens cités
tout à l'heure, céderaient infailliblement, et *a fortiori*,
à l'emploi du taxis, aidé surtout du chloroforme. On
conçoit qu'il n'est pas aisé d'apporter la démonstration de cette proposition ; cependant, en présence de
ce double fait, qu'aucun étranglement, à notre connaissance du moins, n'a cédé devant le traitement
médical après avoir résisté au taxis pratiqué convenablement, tandis qu'un nombre immense d'étranglements qui avaient résisté aux moyens médicaux

ont été réduits par le taxis, n'est-on pas fondé à avancer, jusqu'à preuve contraire, que là où réussit le traitement non opératoire, le taxis eût également réussi ?

Ainsi donc, inutilité de leur emploi, perte d'un temps précieux, impossibilité le plus souvent de mettre en œuvre les moyens vraiment efficaces, telles sont les raisons qui nous engagent à repousser formellement, du traitement de l'étranglement herniaire, les moyens non opératoires.

Cependant une réserve est ici nécessaire et commandée par les nécessités de la pratique, qui nous obligent trop souvent à faire entrer en ligne de compte les préjugés et les répugnances du malade, ou de ceux qui l'entourent; il est bien évident que, mis dans l'impossibilité d'avoir recours soit au taxis, soit à l'opération, le chirurgien sera trop heureux de n'être pas à bout de ressources thérapeutiques; mais il est important qu'il n'oublie pas que le traitement médical exclusif n'est qu'une temporisation déguisée et que, dans le traitement de l'étranglement, la temporisation est un mal quand on l'a voulue, un malheur quand on y a été réduit.

Les moyens médicaux sont souvent employés comme adjuvants du taxis, et, à ce titre, il est bien peu de chirurgiens qui n'en fassent plus ou moins usage. Nous allons examiner quel peut être l'avantage de cette pratique. Ici encore établissons une distinction importante : parmi ces moyens, les uns, comme la position, le chloroforme, sont les auxi-

liaires le plus souvent indispensables du taxis : nous
y insisterons longuement, quand nous étudierons
cette manœuvre. Les autres ne sont qu'accessoires
et doivent être, selon nous, abandonnés ; ceux qui
sont le plus généralement employés sont les bains,
la glace, les onctions belladonées, les lavements irritants. Nous adresserons à ces moyens adjuvants les
mêmes reproches qu'aux moyens médicaux employés
seuls ; leur utilité est très-contestable et ils retar-
dent l'emploi des moyens opératoires ; or le taxis,
nous essayerons de le prouver tout à l'heure, est
d'autant plus efficace, d'autant plus inoffensif, qu'il
est employé à une époque plus rapprochée du début
de l'étranglement, et qu'il réussit le plus souvent là
où tout le reste échoue.

Il est un moyen adjuvant du taxis qui a donné parfois des succès très-inattendus, et dont nous dirons
un mot à propos des indications : c'est la syncope.

Réservons également la question de l'emploi des
purgatifs, non plus cette fois à titre d'adjuvants du
taxis, mais comme moyen de confirmer un diagnostic
incertain.

§ II. — DES MOYENS CHIRURGICAUX OU OPÉRATOIRES.

Ces moyens sont le taxis et l'opération du débridement ou herniotomie.

Nous devons placer dans la même catégorie le
procédé de réduction de Seutin dont nous trouvons
la description dans un mémoire de ce chirurgien m-

titulé : *De l'Étranglement herniaire et moyen de le faire cesser sans recourir à l'opération sanglante* (*Journal de médecine de Bruxelles*, février et avril 1856). Le procédé du professeur de Bruxelles consiste dans la dilatation progressive de l'anneau constricteur au moyen du doigt indicateur. Le mémoire que nous venons de citer est suivi de deux observations dans lesquelles la réduction aurait été obtenue par le moyen de ce procédé. Nous trouvons également une observation de succès par le procédé de Seutin, publiée l'année suivante par M. Demagny (*Journal de médecine de Bruxelles,* 1547) ; il s'agissait là d'un cas d'étranglement ayant résisté à tous les efforts du taxis (notons en passant que le taxis avait été pratiqué sans l'aide du chloroforme et qu'il était par conséquent insuffisant) ; en désespoir de cause et avant de recourir à l'opération sanglante, le chirurgien mit en pratique la méthode de dilatation de l'anneau ; *la réduction eut lieu après un craquement évident indiquant la rupture de l'anneau inguinal.*

Nous ne dirons qu'un mot de cette méthode. Que devient la dilatation de l'anneau, dans la majorité des cas, l'unanimité pour M. Malgaigne, où l'étranglement est produit par le collet du sac ? Nous ne voyons pas bien clairement non plus comment dans les cas de hernie crurale, le doigt indicateur parviendra à dilater l'orifice du *fascia crebriformis* qui peut être le siége de l'étranglement. Quant aux quelques faits invoqués à l'appui de la méthode de dilatation de l'anneau, qu'y répondrons-nous ? sinon que le cataplasme émollient et la simple expectation comptent aussi des succès.

DU TAXIS.

On donne ce nom aux pressions méthodiques exercées dans le but d'obtenir la réduction d'une hernie.

Tous les auteurs divisent le taxis en *simple*, *forcé* et *prolongé*. Ces désignations qui depuis longtemps ont cours dans la science sont purement arbitraires, et ne sont bonnes qu'à donner lieu à des malentendus regrettables, parce que, comme le disait récemment M. le professeur Gosselin, «nous n'avons pas d'échelle de graduation au moyen de laquelle nous puissions établir à quel degré le taxis cesse d'être modéré pour devenir forcé.»

Cette graduation du taxis, M. Camille Bernard (d'Apt) a cherché à la réaliser (voy. *Gazette médicale de Montpellier*, 1852, 1854); ce chirurgien, comprenant toute l'importance qu'il y aurait à faire disparaître le vague et l'absence de précision que comporte cette qualification de *forcé*, a cherché à traduire en chiffres la quantité de forces qu'il employait; c'est ainsi que dans les deux mémoires que nous venons de citer, il dit avoir élevé la pression tantôt à 20 degrés, tantôt de 20 à 30, tantôt de 30 à 40 degrés. Malheureusement cette évaluation est fictive, elle représente seulement l'impression que le chirurgien a conservée de sa dépense musculaire, et ne peut en aucune façon donner une idée nette de la résistance surmontée.

La qualification de *prolongé* appliquée au taxis n'est pas moins vague ni moins arbitraire, puisque les chirurgiens ne sont pas d'accord sur le nombre de minutes nécessaires pour valoir au taxis l'épithète de *prolongé*. Ces désignations sont inutiles, puisqu'il est impossible de leur attribuer un sens précis; elles sont de plus dangereuses, puisqu'elles peuvent induire en erreur les chirurgiens sur le véritable caractère de la manœuvre employée à la réduction d'une hernie; enfin, s'il fallait dire toute notre pensée, nous ne serions pas éloigné de croire, tant est grande l'influence des mots sur nos idées et nos jugements, que cette épithète de *forcé*, avec l'idée de brutalité qu'elle éveille, n'a pas peu contribué à discréditer la méthode que nous entreprenons de défendre.

Nous n'admettons donc qu'une seule espèce de taxis, le taxis *approprié* à la résistance, le taxis *suffisant*, que nous appellerons, avec M. Gosselin, *taxis progressif*. S'il fallait laisser subsister la désignation de taxis *simple,* nous serions disposé à la réserver pour le taxis appliqué à une hernie réductible, manœuvre qui est bien en réalité la même que celle exigée par une hernie irréductible, mais qui en diffère notablement par sa durée et le degré de force qu'elle nécessite.

Cette manœuvre a été pratiquée de tout temps; nous ne nous arrêterons pas par conséquent à en rechercher l'origine. Le premier hernieux qui se servit de sa main pour faire rentrer la hernie fut le créateur du taxis ; cette méthode de traitement s'est modifiée et perfectionnée avec le temps ; il serait oiseux de rappeler les différentes phases qu'elle a traversées, pour être telle que nous la pratiquons aujourd'hui.

Avant de décrire le manuel opératoire du taxis, il est important d'indiquer la position qu'il convient de donner au malade. Cette position doit être telle que les parties soient dans le plus grand relâchement possible. Fabrice d'Aquapendente et A. Paré donnaient le conseil de suspendre le malade par les pieds ; Winslow voulait que le malade fût appuyé sur les coudes et sur les genoux ; A. Cooper, que les genoux fussent rapprochés ; Ribes plaçait les jarrets fléchis du malade sur les épaules d'un aide, qui imprimait des secousses de temps en temps.

Les médecins anglais font grand usage de ce qu'ils appellent la *méthode d'inversion (inverting method)*. Ce procédé, renouvelé de Morand et de J.-L. Petit, se pratique de la façon suivante : le malade est enveloppé de draps et assujetti sur une chaise dont le dossier regarde directement en haut, et le chirurgien pratique alors le taxis de haut en bas. (Pound, *British medical journal*, 1861.)

Le plus grand reproche que nous adresserons à la plupart de ces méthodes, c'est qu'elles mettent obstacle à l'administration du chloroforme, adjuvant bien autrement utile que la position. Celle qui nous paraît remplir le mieux l'indication est la suivante : le malade sera couché, les jambes fléchies sur les cuisses, celles-ci fléchies sur le ventre, la tête et le tronc soutenus par un oreiller.

D'après M. Malgaigne, une forte flexion combinée à une forte abduction de la cuisse serait le meilleur moyen d'élargir l'anneau inguinal.

Amussat insistait beaucoup, et selon nous avec raison, sur l'emploi d'un plan résistant destiné à neutraliser l'élasticité et l'affaissement des matelas sur lesquels repose le malade, et à s'opposer d'une manière efficace à ce que le bassin puisse éluder les efforts exercés sur lui.

Les manœuvres du taxis ont été très-variées. Nous empruntons à M. Malgaigne le résumé des différents procédés des auteurs.

Dionis prescrivait simplement d'embrasser la tumeur avec les cinq doigts et de la comprimer doucement.

Ledran, le premier, conseilla d'embrasser la hernie à sa racine, au-dessous de l'anneau, avec deux ou trois doigts de la main gauche, et de manier le reste de la tumeur avec l'autre main, *pour amollir et délayer les matières endurcies.*

J.-L. Petit passait une main par-dessous la cuisse; ensuite, entourant l'anneau avec l'autre main, passée sur le ventre, il réunissait les deux mains pour investir et presser la tumeur dans toute son étendue; il s'efforçait, par-dessus tout, de réaliser avec les doigts des deux mains une sorte de sac contractile dont le mode d'action fût analogue à celui du *dartos.*

Goursaud, après avoir embrassé la tumeur entre

les deux mains, la portait en haut, en bas, la tour-
nait en différents sens, la tirait un peu à soi, comme
pour allonger l'anse d'intestin, et procurer plus d'espace aux matières.

Richter recommande d'embrasser la tumeur d'une
main, de sorte que sa base soit dans la paume de la
main; alors il la soulève et la presse du côté de
l'anneau, et, si cela ne réussit pas, il presse dans
toutes les directions possibles; il conseille en même
temps de porter un ou deux doigts, près de l'anneau, sur les côtés du sac herniaire, et de repousser
en dedans les parties sous-jacentes, d'abord avec
douceur, puis avec une force croissante : dès que la
moindre portion est rentrée, le reste suit généralement de soi-même.

Sabatier établit, en règle générale, qu'il faut varier l'impulsion selon les détours du trajet.

Boyer veut que l'on commence par faire rentrer
la portion de l'intestin la plus voisine de l'anneau.

M. Velpeau prescrit de réduire les premières les
parties qui sont sorties les dernières.

Després conseillait d'embrasser la hernie avec une
des mains disposée en canal, et avec l'autre main de
presser doucement et d'une façon continue sur la
partie de la hernie qui se trouve en dehors.

Sans adopter d'une façon exclusive aucun des procédés que nous venons de rapporter, nous croyons
qu'il est utile, comme le conseille M. Gosselin, de se
servir des deux mains, l'une embrassant la tumeur
au niveau de son corps, l'autre près de son collet, et

cette dernière exerçant des pressions un peu plus fortes que la première dans la direction du canal qu'il faut faire parcourir à l'intestin pour le replacer dans le ventre. Un point sur lequel M. Gosselin insiste tout spécialement, c'est le danger des pressions exercées sur le fond de la tumeur; cette manœuvre aurait pour résultat de faciliter le décollement du sac herniaire, et de donner lieu à la réduction en masse, une des plus lourdes accusations que l'on ait fait peser sur le taxis forcé. Toutes les fois que le volume de la tumeur le permet, le chirurgien de la Pitié recommande d'imprimer des mouvements de latéralité à la tumeur, afin de dilater, s'il est possible, le passage trop étroit que doit franchir l'intestin pour rentrer dans la cavité péritonéale.

Mais ce qui caractérise surtout la méthode de taxis employée par M. Gosselin, méthode que nous serions heureux de contribuer à vulgariser, c'est le précepte d'exercer sur la tumeur ainsi embrassée des *pressions graduellement croissantes et continues dont la force et la durée sont proportionnées à la résistance que l'on rencontre.* D'abord très-modérée, la pression doit augmenter *peu à peu,* de façon à atteindre, par une lente progression, le plus haut degré de force dont le chirurgien peut disposer.

Cette manœuvre nous paraît être clairement exprimée par le terme de *taxis progressif* que nous avons adopté.

La durée du taxis peut varier entre quelques minutes et trente, cinquante minutes, et même une

heure. Dans le plus grand nombre des cas, le temps
nécessaire à la réduction n'excède pas un quart
d'heure. Quand la manœuvre se prolonge et que les
forces du chirurgien ne lui permettent pas d'exercer
une pression suffisante, M. Gosselin conseille d'appliquer sur les deux mains du chirurgien les deux
mains d'un aide qui, augmentant leur poids, permettent d'exercer plus longtemps, sans intermit-
tences ni temps d'arrêt, le degré de pression nécessaire ; c'est cette manœuvre que M. Gosselin désigne
sous le nom de *taxis à quatre mains.*

Le professeur Streubel, de Leipsick, dans un travail remarquable que nous avons déjà cité, cherche
à préciser les cas qui exigeront l'emploi des plus
grands efforts ; il recommande notamment d'employer au taxis une force d'autant plus grande que
les parties molles qui recouvrent l'intestin sont plus
épaisses, ces parties molles ayant pour effet, suivant le chirurgien allemand, de diviser et d'absor-
ber la force en l'affaiblissant. Bien que cette opinion
soit peut-être fondée sur des considérations théori-
ques, elle nous paraît rationnelle, et, à ce titre, di-
gne d'être relatée.

Le plus souvent, la hernie rentre brusquement,
en faisant entendre, quand elle renferme de l'intestin, un gargouillement caractéristique. Dans certains
cas, la réduction se produit lentement par une dimi-
nution de volume progressive.

Il peut arriver quelquefois, et il est bon que le
chirurgien soit en garde contre cette éventualité,

que la hernie, sous l'influence de pressions plus ou moins prolongées, plus ou moins énergiques, vienne à se ramollir, puis à diminuer de volume, de façon à ne laisser subsister qu'un noyau qui représente à peine la moitié, le tiers même du volume primitif de la tumeur ; le chirurgien peut croire à la réduction de l'intestin, ou tout au moins n'avoir plus affaire qu'à de l'épiploon qui, comme nous le dirons plus tard, peut être abandonné sans danger. Si, se fondant sur cette *apparence de réduction,* le chirurgien en reste là, on peut voir alors les accidents d'étranglement persister ; la perte d'un temps précieux sera la conséquence de cette illusion. Quelle explication peut-on donner de cette apparence de réduction ? Est-elle due, comme le croyait Roux, à la rentrée dans le ventre du liquide contenu dans le sac herniaire, ou à toute autre cause ? On conçoit qu'ici l'explication du phénomène n'est que secondaire et que le point capital serait d'être mis en garde contre cette erreur. M. Gosselin conseille, en ce cas, de se laisser guider par les deux circonstances suivantes : «D'abord la tension de la tumeur persistante, tension que l'on trouve sinon superficiellement, au moins dans les parties profondes. En effet, quand il y a une anse intestinale, même incomplète, dans une hernie étranglée, cette anse, pleine de gaz, est tendue et donne à la tumeur une résistance élastique toute particulière, qui se sent même à travers l'épiploon et qui n'existe plus quand ce dernier reste seul dans le sac. Ensuite on doit s'informer si la tumeur était parfaitement réductible ou non avant les accidents actuels. Or, si l'on apprend que cette tumeur se réduisait en totalité, on doit en conclure que le taxis forcé, s'il avait réussi, aurait produit ce qui avait lieu habituellement, et aurait fait rentrer l'épiploon aussi bien que l'intestin. Si donc quelque chose reste, il est probable que ce sont les deux organes. » Si cependant, malgré ces éléments de diagnostic, on restait dans le doute, il serait prudent d'essayer la perméabilité de l'intestin au moyen d'un purgatif. Le résultat de cette épreuve déciderait de la conduite ultérieure du chirurgien.

A côté de l'apparence de réduction peut se placer un phénomène inverse : l'intestin est rentré sans bruit ; mais, soit par le fait de l'inflammation, soit consécutivement aux pressions prolongées, les tissus sont épaissis par une infiltration œdémateuse qui peut, jusqu'à un certain point, faire croire à la persistance de la tumeur herniaire étranglée ; cette erreur peut encore être causée par l'inflammation du tissu cellulaire du cordon, dans certains cas de hernie inguinale, et par la présence d'une masse graisseuse, dont on a souvent signalé l'existence au devant du sac dans la hernie crurale. Ici encore, c'est en tenant compte de la tension caractéristique de l'entérocèle étranglée, que le chirurgien se mettra en garde contre cette *apparence de non-réduction*.

Du chloroforme comme adjuvant du taxis. — Le chloroforme, avons-nous dit, est l'adjuvant par excellence du taxis; son introduction dans la pratique constitue un progrès immense dans le traitement de l'étranglement herniaire; il double l'importance du taxis et tend à éloigner de plus en plus la redoutable nécessité de l'opération. A ce titre, il n'était que juste de rechercher à qui revenait l'honneur d'avoir le premier eu recours à son emploi.

Eh bien! après des recherches consciencieuses, nous sommes encore à nous demander à qui appartient la priorité de cette heureuse innovation, ou plutôt s'il n'en serait pas de cette question comme d'un certain nombre de découvertes qui, parvenues à maturité, se réalisent pour ainsi dire d'elles-mêmes. Du jour, en effet, où une luxation rebelle à tous les efforts de réduction céda, comme par enchantement, sous l'influence du sommeil anesthésique, l'application du chloroforme au taxis n'était-elle pas clairement indiquée; mais une analogie plus frappante encore y conduisait directement. Il est arrivé à tous les chirurgiens, en pratiquant le cathétérisme de l'urèthre, de constater l'effet de la contraction de la portion musculeuse de cet organe; passagère, dans le plus grand nombre des cas, cette résistance est quelquefois assez persistante pour mettre obstacle au cathétérisme. Dans cette situation, vient-on à administrer le chloroforme au patient, la contraction musculaire cesse aussitôt, le spasme se dissipe et le cathéter, qui était *étranglé* dans l'urèthre, pénètre alors sans difficulté dans la vessie. De là, à l'application des agents anesthésiques au taxis, il n'y avait qu'un pas.

La première observation de hernie étranglée réduite sous l'influence de l'éthérisation se trouve consignée dans la *Gazette médicale* du 20 février 1847, et reproduite dans la *Gazette des hôpitaux* du 23 de ce mois; elle fut adressée au premier de ces journaux par M. Mayor (de Lausanne). Il s'agissait d'une hernie étranglée, sur laquelle on avait déjà fait des tentatives inutiles de taxis. L'opération était décidée et allait être pratiquée quand on eut l'idée d'employer l'éther : cette idée fut couronnée d'un plein succès et la hernie facilement réduite.

L'auteur de cette observation entrevit de suite tout le parti qu'on pouvait tirer de cet adjuvant précieux du taxis, et en recommanda l'emploi aux chirurgiens avec un véritable enthousiasme.

Cependant l'appel· chaleureux du chirurgien de Lausanne rencontra peu d'écho. Nous trouvons cependant dans la *Gazette des hôpitaux*, à la date du 8 avril 1847, une observation de M. Guersant, où le taxis, *aidé des inhalations éthérées*, échoua sur une hernie étranglée depuis trois jours.

Dans la thèse de M. Lach, sur les *inhalations éthérées* (Thèses de Paris, août 1847), se trouvent relatées dix observations de hernies réduites sous l'influence de l'éther : tous ces faits ont entre eux une remarquable analogie; dans tous les cas, il s'agit d'une hernie étranglée qui a résisté à toutes les tentatives du taxis; pour un certain nombre d'entre elles, l'opération était résolue, quand on songea au chloroforme qui amena plus ou moins promptement la réduction.

A côté de ces faits plaçons une observation curieuse prise dans le service de Gerdy, à la Charité, et rapportée dans *l'Union médicale* du 19 août 1848. Il s'agit là d'une femme de 50 ans, portant une hernie ombilicale étranglée depuis cinq jours : le taxis est pratiqué à plusieurs reprises, et toujours sans résultat. On applique 15 sangsues sur la tumeur ; la malade est placée dans un bain, mais l'étranglement persiste toujours : enfin, le soir, après une dernière et infructueuse tentative de taxis, Gerdy se décide à opérer ; tout est disposé pour l'opération ; on administre le chloroforme, en vue seulement d'anéantir la douleur ; puis le chirurgien applique la main sur la tumeur pour la fixer, tendre la peau et l'inciser, quand, à son grand étonnement, il sent la tumeur disparaître sous ses doigts ; la hernie était réduite et la malade guérie.

Jusqu'ici l'application du chloroforme au taxis a été faite sans méthode et comme pis-aller ; il faut arriver, pour en voir régulariser l'emploi, au travail de M. Guyton (mémoire *sur l'étranglement et l'emploi du chloroforme pour la réduction des hernies étranglées ; Archives gén. de méd.*, 1848). L'auteur de ce travail remarquable ne se borne pas à préciser les indications et les contre-indications à l'emploi du chloroforme pour la réduction des hernies étranglées ; il étudie son mode d'action, et termine par cette conclusion que nous voudrions voir adopter par tous les chirurgiens : *Pas une hernie ne devrait être opérée sans avoir subi l'épreuve du chloroforme, à moins de contre-indication formelle.*

De quelle façon agit le chloroforme comme auxiliaire du taxis ?

1° En supprimant la douleur, il permet de pratiquer le taxis aussi longuement et aussi énergiquement que cela est nécessaire ; en l'absence du sommeil anesthésique, cette manœuvre est habituellement si douloureuse, que, malgré lui, et sans s'en rendre compte, l'opérateur peut être amené à modérer ses efforts ; en outre, le patient se livre à des mouvements désordonnés dont l'effet inévitable est de changer la direction donnée aux efforts de pression.

2° En amenant la résolution musculaire, le chloroforme supprime sinon le principal, du moins un des plus grands obstacles qui s'opposent à la réduction. C'est ordinairement sous l'influence de la contraction des muscles abdominaux, pendant l'effort, que se produit l'étranglement ; or ces contractions, se trouvant encore exaspérées par la douleur, ont le plus souvent pour effet de neutraliser les efforts du chirurgien. Ainsi donc, suppression de la douleur et de la contraction musculaire, permettant une application plus méthodique, mieux soutenue et au besoin plus énergique des efforts de réduction : telles sont les conséquences de l'emploi du chloroforme comme adjuvant du taxis. « Cet adjuvant est tellement utile, dit M. Gosselin dans son mémoire à l'Académie, que sans lui, le taxis forcé, tel que je le comprends, serait rarement applicable; peu de malades pourraient le supporter, et peu de chirurgiens auraient le courage de l'infliger. Je compare son utilité à celle que personne ne sera tenté de lui contester pour le traitement de la fissure anale par la dilatation.»

APPRÉCIATION.

Avant de citer les faits qui militent en faveur du taxis tel que nous le comprenons, passons en revue les objections qu'on a adressées à cette méthode, sans chercher à atténuer leur gravité.

Faisons toutefois une réserve avant d'aborder cette discussion : nous n'avons jamais prétendu que, même avec le traitement le mieux dirigé, on se mette toujours et constamment à l'abri des conséquences fatales d'un étranglement herniaire. Loin de là, nous voulons qu'il soit bien établi, au contraire, que si la hernie étranglée tue presque toujours quand elle est abandonnée à elle-même, le plus souvent, quand on ne lui oppose que les moyens médicaux, dans plus de la moitié des cas encore quand on a recours à l'opération, le taxis, même opportun, pratiqué dans les conditions en apparence les plus favorables, ne met pas constamment à l'abri du danger; nous espérons simplement prouver que de toutes les méthodes de traitement, celle que nous défendons enregistre à son passif le moins grand nombre de revers.

N'oublions pas non plus que si, d'une façon géné-

rale, on peut avancer que la gravité de la hernie
étranglée est en raison directe de l'âge de l'étranglement, il ne faudrait pas cependant poser ce principe
d'une façon tout à fait absolue ; il est un élément de
la question, dont il est au moins aussi important de
tenir compte, nous voulons parler du contenu de la
hernie : accident d'un pronostic peu grave, si la hernie ne contient que l'épiploon, il en est tout autrement lorsque à l'épiploon se trouve jointe une anse
intestinale ; si l'épiploon vient à manquer et que l'intestin forme seul le contenu de la hernie, le pronostic devient beaucoup plus sérieux, pour atteindre
son maximum de gravité, lorsque l'étranglement
porte sur une anse incomplète d'intestin. Dans ce
dernier cas, l'étranglement marche quelquefois
avec une rapidité effrayante qui déroute toutes les
prévisions. Il est donc d'une importance capitale,
et c'est à cette conclusion que nous voulons arriver,
dans les faits qu'on invoquera pour ou contre une
méthode, de bien préciser le contenu probable ou
vérifié d'une hernie étranglée.

Avoir mieux compris que ses prédécesseurs, le rôle
protecteur de l'épiploon dans les étranglements,
donné des règles plus précises pour établir le diagnostic de l'épiplocèle, de l'entéro-épiplocèle ou de
l'entérocèle seule, en appelant avec insistance l'attention des chirurgiens sur l'extrème gravité de
l'étranglement d'une anse incomplète ; c'est là peut-
être le progrès le plus saillant réalisé par M. le professeur Gosselin.

Enfin, et c'est par là que nous finissons, il faut de toute nécessité, dans l'appréciation d'une méthode de traitement, tenir compte de ces idiosyncrasies, de ces aptitudes singulières, donnant lieu tantôt à des immunités heureuses, tantôt à une marche insolite, parfois foudroyante, des accidents. De pareils faits, dont nous citerons des exemples, sont au-dessus de toutes prévisions; il serait aussi injuste de s'en servir pour condamner le traitement employé que pour accuser d'imprévoyance le chirurgien qui l'aurait appliqué.

Ces réserves faites, examinons les différentes objections adressées par les auteurs au taxis forcé. Ce moyen de traitement exposerait :

1° A la rupture et à la gangrène de l'intestin;

2° A la réduction en masse de la hernie étranglée;

3° A la réduction d'une hernie enflammée et à la péritonite généralisée qui peut en être la conséquence;

4° Le taxis forcé, lorsqu'il échoue, compromettrait le succès de l'opération du débridement.

Ces accusations, comme on en peut juger, sont bien graves; si elles sont justifiées, si l'une d'elles seulement est motivée, la méthode de traitement qui est en cause doit être à jamais exclue de la thérapeutique de l'étranglement herniaire.

Examinons, sans parti pris, chacune de ces objections, et d'abord, celle qui est relative à la rupture et à la gangrène de l'intestin. Laissons parler un des chirurgiens les plus hostiles au taxis forcé : « S'il est nécessaire, dit J.-L. Petit, que la compression soit égale et universelle, il est dangereux qu'elle soit trop forte ; il ne faut pas s'obstiner à vouloir réduire une hernie quand on s'aperçoit que quelque chose résiste à une force modérée. Il est des gens qui veulent réussir, et qui se vantent même de les réduire toutes ; malheureux les pauvres malades qui tombent entre leurs mains ! ils compriment trop l'intestin, la meurtrissure qu'ils y font devient quelquefois mortelle par l'inflammation et la gangrène qui y surviennent. J'ai été plus d'une fois appelé en pareil cas, et j'ai fait avec répugnance des opérations aux malades sur qui l'on avait fait de pareilles tentatives..... *car, après leur manœuvre, on trouve l'intestin gangrené, et quelquefois même percé.....* Combien de fois a-t-on vu périr des malades le même jour que la réduction leur a été faite ? A l'ouverture des cadavres, on a trouvé aux uns le *boyau gangrené*, aux autres *il était crevé*, et les matières fécales répandues dans le ventre. »

Certes le reproche est ici nettement formulé, et nous le retrouvons à peu près dans les mêmes termes chez tous les auteurs qui ont écrit depuis J.-L. Petit. Comparons ce langage avec celui d'un auteur classique contemporain : « Tous les chirurgiens s'accordent à admettre que la gangrène et la déchirure de l'intestin sont fort souvent déterminées par la pression exercée sur la hernie, et l'on s'expose alors à repousser dans la cavité abdominale une anse intestinale profondément altérée. » (Nélaton, *Éléments de pathologie chirurgicale.*)

Cependant une assertion, quelque précise d'ailleurs et unanime qu'elle soit, ne peut avoir force de démonstration que si elle s'appuie sur un certain nombre de faits bien positifs et bien concluants. Nous nous disposions à analyser ces faits et à rechercher par la lecture attentive des observations si réellement la rupture de l'intestin devait être imputée à la violence du taxis : eh bien, ces faits mêmes nous font défaut, à moins que l'on ne considère comme concluantes des observations telles que la suivante de J.-L. Petit : « J'ai été appelé, un jour, pour voir un homme de 30 ans à qui un boursier avait crevé l'intestin dans le sac..... Je fis l'opération, et je trouvai ce que je dis : l'intestin était gangrené *depuis plusieurs jours,* il était *crevé* par les meurtrissures et compressions violentes que le boursier y avait faites à plusieurs reprises. »

Les observations de ce genre, nous devons en convenir, ne sont pas rares dans les auteurs ; mais, à notre avis, il faudrait beaucoup de faits pareils pour condamner le taxis forcé. Que prouve en effet cette observation et toutes celles qui lui ressemblent ? que le taxis, forcé ou non, peut être dangereux, mortel même, s'il est employé d'une façon inopportune. Notre intention n'a jamais été de nous constituer le défenseur quand même du taxis, et nous n'ignorons pas que ce moyen, mal employé ou mal à propos, peut occasionner tous les accidents qu'on lui reproche.

Pour justifier le premier des griefs que nous avons énumérés, il faudrait pouvoir présenter un nombre suffisant d'observations, dans lesquelles il serait nettement prouvé que le taxis forcé, pratiqué convenablement et *dans le délai opportun*, a été suivi de la rupture ou de la gangrène de l'intestin. Des faits de ce genre, nous sommes encore à les trouver ; aussi sommes-nous autorisé, jusqu'à preuve contraire, à considérer les cas de gangrène et de rupture de l'intestin imputés au taxis forcé comme étant produits par la durée même de l'étranglement et déterminés peut-être par un taxis inopportun.

La deuxième accusation adressée au taxis forcé, quoique moins banale que la première, est peut-être plus motivée ; il s'agit de la réduction en masse de la hernie étranglée. Écoutons ce qu'en dit Dupuytren (*Leçons orales de clinique chirurgicale*, t. III, p. 549, 2ᵉ édit, 1839) : « Les hernies étranglées au collet du sac ne rentrent pas seules et sans efforts ; il y a une trop grande disproportion entre le volume de la hernie et les ouvertures qu'elle devrait franchir pour rentrer ; cependant, lorsque ces tentatives sont faites *sans mesure*, soit *par les malades*, soit par les hommes de l'art, ces efforts, en poussant la hernie contre les parois de l'abdomen, dilatent l'ouverture par laquelle elles se sont faites, et, en la dilatant, ces pressions font cesser la disproportion qui existe entre ces ouvertures et le volume de la hernie. Cependant rien ne se réduit ou rentre successivement par degré et avec un bruit de gargouillement, comme dans la hernie étranglée dont la réduction se fait utilement ; mais au moment précis où la dilatation de l'anneau est arrivée au point d'égaler le volume de la tumeur, celle-ci rentre subitement en bloc ou en masse, laissant l'opérateur étonné et bientôt fâché de son succès ; car les accidents, au lieu de cesser, comme dans les cas de réduction ordinaire, persistent et offrent souvent plus d'intensité qu'ils n'en avaient avant cette fausse réduction. »

La réduction en masse est mise à la charge du taxis forcé : avant de tenter sa justification, établissons, ce dont presque tous les auteurs conviennent, que cet accident peut être provoqué par le taxis ordinaire ; bien plus, cette réduction en masse peut être spontanée ; les faits de ce genre, à la vérité, sont rares, mais nous en trouvons un exemple dans la clinique même de Dupuytren : il s'agit d'un homme de 55 ans qui portait une hernie crurale étranglée depuis trois jours ; on fit des tentatives infructueuses pour obtenir la réduction ; le malade fut conduit au bain ; après y être resté une heure environ, la tumeur rentra tout à coup et spontanément. Les accidents persistèrent avec toute leur intensité. Dupuytren alla chercher l'étranglement dans la cavité abdominale, pratiqua le débridement, et le malade guérit.

Certes ce fait n'absout pas le taxis forcé du reproche de favoriser la réduction en masse; il prouve
tout au moins que le chirurgien peut tomber sur
un de ces cas particuliers qui déjouent toute prévoyance et où il semble exister une véritable prédis-
position à cet accident.

Nous nous sommes promis de rechercher scrupu-
leusement les faits défavorables à l'emploi du taxis
forcé : à ce titre, nous devons mentionner une observation de M. Richet, communiquée à la Société
de chirurgie, où elle devint le point de départ d'une
discussion qui, nous devons en faire l'aveu, ne fut
point favorable au taxis forcé. Cette observation est
rapportée dans la *Gazette des hôpitaux* du 6 janvier
1863.

Il s'agit d'un homme de 47 ans, entré, le 4 juillet
1862, à l'hôpital Saint-Louis, service de M. Richet.
Le 2 juillet, en se relevant, le malade venait de
mettre son bandage lorsqu'il éternua. Il sentit aussitôt sa hernie sortir sous son bandage; il se re-
coucha immédiatement, mais essaya en vain de la
faire rentrer. Après plusieurs tentatives inutiles, il
fit appeler le D Raynaud, qui ne fut pas plus heureux.
Mandé près du malade à midi, M. Richet fait, en
présence des deux D Raynaud, oncle et neveu, et avec
leur assistance, de nouvelles tentatives de taxis, après
avoir chloroformé le malade.

Après trois quarts d'heure d'essais *prolongés*, on
sent tout à coup l'intestin disparaître. Le doigt, in-
troduit dans l'anneau inguinal externe aussi loin

qu'on pouvait le porter, trouva ce canal parfaitement libre. Le bandage fut réappliqué et on fut convaincu que la hernie était réduite.

Cette hernie, qui datait de vingt-quatre ans, était parfaitement maintenue par la pression *d'un bandage très-énergique* et n'était jusqu'à présent jamais sortie sans pouvoir être immédiatement réduite. C'était la première fois que le malade éprouvait ces difficultés. La hernie ne descendait d'ailleurs qu'à 2 ou 3 centimètres de l'anneau inguinal externe, avait tout au plus le volume d'un œuf et appartenait à la variété dite *bubonocèle*.

La journée se passa ainsi que la nuit sans que le malade eût une seule selle. Tout ce qu'il prit fut vomi. Il rendit même par la bouche des matières ayant l'odeur des matières stercorales, et lorsque M. Richet le revit le lendemain à onze heures, la face était grippée, le pouls petit et concentré; le ventre ne présentait d'ailleurs aucune trace de péritonite, car il n'était ni ballonné, ni douloureux.

L'exploration de la région inguinale démontra que la hernie était bien réduite. Effectivement, le canal inguinal, dans lequel le doigt pouvait pénétrer jusqu'à une profondeur de 2 centimètres, était parfaitement libre, et on n'y rencontrait ni saillie ni tumeur qui pût faire soupçonner une réduction incomplète; quand le malade faisait un effort, rien ne se présentait à l'ouverture. . . . . (nous abrégeons le détail de cette longue observation). On ordonne un grand bain prolongé, des cataplasmes sur la région

inguinale avec des frictions d'onguent napolitain bel-
ladoné, et la suppression du bandage ; on avait ainsi
l'espoir de voir reparaître la tumeur dans le canal inguinal. En même temps, les contractions intestinales
furent sollicitées par une légère purgation, puis par
un lavement de tabac. Le lendemain, les accidents
persistent avec plus de gravité. . . . . L'exploration
de la région inguinale fait constater la présence
d'une tumeur qui s'avance jusqu'à l'orifice inférieur
de ce canal, mais sans s'y engager cependant. Cette
tumeur, molle, élastique, est bien évidemment une
hernie, et dès lors il n'y avait plus à hésiter, et malgré la gravité des symptômes généraux on dut pro-
céder à la herniotomie.

L'opération ne présenta rien de particulier, l'intestin fut trouvé gangrené, l'anse intestinale fut re-
tranchée.

Le malade succomba quelques heures après l'opération.

L'autopsie révéla ce qui suit :

L'anse intestinale herniée appartenait à l'intestin
grêle ; tout le calibre de l'intestin y était compro-
mis. Il fut facile de s'assurer que c'était bien au niveau de l'anneau inguinal supérieur que s'était fait et
avait persisté l'étranglement. La paroi abdominale
profonde, celle qui est formée par le *fascia trans-
versalis* d'Ast. Cooper, et à travers laquelle passe le
cordon pour arriver dans le canal inguinal, était
flottante dans l'abdomen et séparée des muscles de
la paroi abdominale par une couche gélatiniforme

de 2 ou 3 millimètres d'épaisseur; elle se trouvait donc ainsi décollée de cette paroi et rejetée du côté de la cavité abdominale. . . . . Il résulte de cette description que pendant les efforts de taxis, l'intestin, après avoir franchi l'anneau inguinal externe ou inférieur, puis le trajet inguinal, n'avait pu repasser par l'anneau inguinal supérieur, là où siégeait l'étranglement, et qu'alors la pression, sous l'influence de laquelle l'intestin avait ainsi traversé le canal, avait été assez puissante pour décoller la paroi postérieure.»

L'auteur de l'observation continue ainsi : «C'est donc là un nouvel exemple à ajouter à ceux déjà publiés, qui démontrent tous les dangers du taxis dit *prolongé* ou *forcé*. Pour mon compte, ajoute M. Richet, ce n'est pas la première fois que j'ai eu l'occasion de signaler les redoutables périls de cette pratique aveugle, et j'ai vu, il y a deux ans environ, dans le service de M. Denonvilliers, les pièces pathologiques d'un individu mort également à la suite d'une réduction en masse du collet du sac et de l'intestin hernié; l'étranglement avait persisté au niveau du collet du sac.

Nous avons cru devoir rapporter presque intégralement cette longue observation, parce que, de toutes celles que nous avons vu invoquer à l'appui de la réduction en masse par le taxis forcé, elle nous a paru la plus concluante, et disons-le, la plus difficile à réfuter. Ici, en effet, on fit usage du taxis prolongé, et vraisemblablement aussi forcé, quoique l'auteur ne le dise pas nettement, et cela dans le délai convenable et avec l'aide du chloroforme.

Comme on a pu s'en convaincre, il ne s'agit pas dans le fait de M. Richet de la véritable réduction en masse des auteurs; nous voyons, de plus une disposition en vertu de laquelle la hernie qui avait pu franchir l'anneau inguinal inférieur se trouvait arrêtée et étranglée au niveau de l'anneau supérieur; enfin la paroi postérieure du canal était décollée. Quelle est la cause de ce délâbrement des parties? M. Richet n'hésite pas à en accuser son taxis. Il y a pourtant une circonstance relatée avec soin dans cette observation, et dont peut-être il serait rationnel de tenir compte, comme cause prédisposante à la réduction en masse. Ne serait-il pas possible, en effet, d'admettre qu'un *bandage très-énergique*, appliqué constamment sur la région inguinale pendant vingt-quatre ans, ait pu, jusqu'à un certain point, en altérer les rapports et notamment contribuer au décollement, au refoulement de la paroi postérieure de ce canal vers la cavité abdominale. Cette supposition ne paraîtra peut-être pas trop invraisemblable, si on met en balance l'effet d'un taxis forcé de trois quarts d'heure et celui d'une compression *très-énergique* qui dure vingt-quatre ans.

Néanmoins, parviendrions-nous à ôter à ce fait une partie de son importance, nous n'aurions pas encore disculpé le taxis forcé du reproche de donner lieu quelquefois à des réductions en masse. Notre moyen de défense le plus sérieux, nous le puiserons dans les résultats statistiques que nous avons entre les mains.

Sans avoir recours aux faits de Lisfranc et d'Amussat, qui ne comptent pas de réduction en masse, nous invoquerons les quarante cas de M. Gosselin où le taxis forcé fut pratiqué, et souvent à quatre mains; dans ce nombre, nous ne trouvons pas un seul cas de réduction en masse. Quelle peut être la raison de cette immunité? Pour M. Gosselin, elle n'est pas douteuse: la réduction en masse est la conséquence de pressions malencontreuses exercées *sur le fond du sac;* aussi recommande-t-il avec une insistance particulière, comme nous l'avons fait du reste, en décrivant le manuel opératoire du taxis, de se mettre en garde contre cette pratique qui a pour effet de rompre les adhérences du sac, et de le placer ainsi dans les conditions les plus favorables à une réduction en masse.

A l'appui de son opinion, M. Gosselin cite les cas assez nombreux où la réduction en masse a été le résultat du taxis pratiqué par le malade lui-même; or c'est un fait reconnu, que les malades pour réduire leur hernie pressent toujours le fond de la tumeur. Cette circonstance avait probablement frappé Dupuytren quand il signalait (voir plus haut) la réduction en masse comme conséquence possible des tentatives opérées par les malades.

L'attention des chirurgiens étrangers a été appelée aussi sur cette question, car nous trouvons une courte observation de Textor (*Verhandlungen der*

Würzbuyer physic. med. Gesellshaft, VII, 1857) dans laquelle un malade qui avait l'habitude de réduire lui-même sa hernie, confiant dans ses succès antérieurs, crut cette fois encore avoir réduit, quoique un peu plus difficilement que d'habitude ; mais les phénomènes d'étranglement persistèrent ; il avait réduit en masse. Le malade mourut ; on constata le fait à l'autopsie.

Ces faits de réduction en masse, par les malades eux-mêmes, sont d'autant plus importants à signaler à notre point de vue, que, si les malades pressent sur le fond de la tumeur, ils n'exercent jamais de pressions violentes ; dans tous ces cas, le taxis forcé doit donc être mis hors de cause.

Concluons que la réduction en masse qui peut être spontanée et n'exige pas nécessairement, pour se produire, une force considérable, est vraisemblablement due, moins au taxis forcé, qu'aux pressions exercées sur le fond de la hernie.

Passons maintenant à un autre reproche fréquemment articulé contre le traitement que nous défendons.

Le taxis forcé exposerait à la réduction d'une hernie enflammée et à la péritonite généralisée qui peut en être la conséquence.

Avant d'accepter cette accusation, nous devons nous poser une question. Est-il démontré que la réduction d'une hernie enflammée puisse avoir pour conséquence une péritonite généralisée ? Nous avons l'intention de développer cette question dans notre chapitre des indications : qu'il nous soit permis d'indiquer seulement ici nos conclusions.

Oui, la réduction d'une anse enflammée peut donner lieu à une péritonite, *si cette réduction est opérée tardivement;* non, si elle est faite à temps. Si nous parvenons à faire accepter ces conclusions, il deviendra dès lors facile de répondre à l'accusation relevée plus haut. Si le taxis forcé est pratiqué *dans le délai opportun,* la péritonite ne sera pas à craindre.

Nous reviendrons tout à l'heure sur ce point.

Mais, si l'intestin au lieu d'être simplement enflammé, était perforé, le taxis forcé n'exposerait-il pas à une péritonite mortelle? Il est incontestable que s'il y a perforation, la réduction, par quelque moyen qu'elle soit obtenue, sera presque nécessairement fatale. On conçoit qu'au cas particulier, ce n'est pas seulement le taxis forcé qui est en cause, mais tous les moyens capables d'amener la réduction. La question se réduit donc à celle-ci : Y a-t-il des signes qui permettent de reconnaître si, oui on non, l'intestin est intact, et d'en tirer des règles pour l'indication et la contre-indication du taxis ? C'est ce que nous nous efforcerons de rechercher dans le chapitre suivant, sans nous dissimuler que s'il est possible d'indiquer des règles générales qui comprennent la majorité des cas, il en est ici, comme partout ailleurs, un petit nombre qui échappent à toutes les règles et qui déjouent toute prévoyance. M. Gosselin, dans son mémoire à l'Académie, a rapporté un cas de ce genre ; il s'agissait d'une jeune femme, à laquelle ce chirurgien avait réduit une première fois, au moyen du taxis forcé, aidé du chloroforme, une hernie crurale entéro-épiploïque étranglée. Six mois plus tard la malade, qui avait négligé de porter un bandage, au moment où elle se lève, sent sa hernie descendre pendant une quinte de toux, elle essaye inutilement de la faire rentrer; bientôt surviennent des coliques, des nausées, etc. A neuf heures du matin, deux heures environ après l'accident, un médecin essaye infructueusement le taxis sans chloroforme; un seul vomissement a lieu quelques heures après. A son arrivée, vers trois heures de l'après-midi, M. Gosselin constate des coliques violentes comme lors du premier étranglement. La tumeur offre les mêmes caractères; point de doutes sur l'existence d'une entérocèle étranglée. La malade est soumise de suite au chloroforme huit à neuf heures après le début des accidents; M. Gosselin pratique le taxis forcé comme la première fois, et, au bout de douze minutes, montre en main, la tumeur rentre. Mais, hélas! au lieu du bien-être que la malade avait éprouvé la première fois, elle se plaint de suite d'un redoublement dans ses coliques, pâlit et devient plus faible. — Cataplasmes laudanisés, 30 centigrammes de calomel.

A neuf heures du soir, redoublement des accidents. Le lendemain, les douleurs abdominales persistent; il n'y a point eu de garde-robes. Dans la pensée qu'on a eu affaire à une réduction en masse, l'opération est pratiquée le lendemain à six heures du matin; le sac est trouvé vide.

La malade succombe le même jour à dix heures du soir. A l'autopsie, on trouve une péritonite purulente; dans l'excavation pelvienne, un liquide brunâtre paraissant formé par un mélange de sérosité péritonéale avec des liquides intestinaux. La suite de l'autopsie explique très-bien cette circonstance. En effet, la partie d'intestin ci-devant étranglée présentait non loin du bord libre une perforation large à peu près comme un petit pois, mais fermée presque en totalité par une concrétion, soit fécale, soit alimentaire, qui sans doute avait joué le rôle de bouchon, en sorte qu'il était passé assez de liquide et de gaz intestinaux pour occasionner une péritonite mortelle, mais non pas assez pour donner lieu à une de ces péritonites foudroyantes, comme on en observe à la suite des épanchements stercoraux.

M. Gosselin attribue la rapidité des accidents à ce que l'étranglement portait sur une anse incomplète d'intestin; puis il ajoute : « En attendant qu'on ait trouvé les moyens de diagnostic qui nous manquent aujourd'hui, il faut donc se résigner à avoir de temps en temps des réductions suivies de perforation, quoique le taxis ait été fait de bonne heure, ou proscrire définitivement le taxis, et déclarer que l'opération doit toujours être faite de suite. Mais ce dernier précepte, outre qu'il serait rendu impraticable par la résistance de beaucoup de malades, priverait un bon nombre de hernieux d'une ressource précieuse, et en exposerait à la mort, par la péritonite traumatique, bien plus qu'il n'en meurt par ces réductions malheureuses. »

Arrivons à la dernière objection, mais non la moins grave de toutes celles qui sont adressées au taxis forcé. Ce moyen, s'il échouait, rendrait plus grave l'opération du débridement. Si, en effet, après l'insuccès du taxis forcé, le chirurgien, au lieu d'opérer de suite, essayait encore les chances de la temporisation, il se pourrait, quoique le fait ne nous soit pas démontré, que l'opération s'effectuât alors dans des conditions moins favorables. Il en est tout autrement, lorsque le taxis venant à échouer, l'opération est pratiquée séance tenante. Cette innocuité démontrée par les faits tient-elle, comme le pense M. le professeur Gosselin, à ce que l'inflammation n'a pas le temps de se produire, ou de prendre de l'intensité après la contusion? Nous ne nous chargeons pas de résoudre la question.

Maintenant que nous avons reproduit, sans chercher à les adoucir, les reproches adressés à la méthode de traitement à laquelle nous donnons la préférence, il est temps de citer des faits à l'appui, nous ne connaissons pas de meilleur argument.

Les faits de Lisfranc et d'Amussat sont connus, nous ne les rappellerons pas ; nous signalerons également, sans nous y arrêter, quatre observations très-circonstanciées contenues dans le mémoire déjà cité de M. Vignolo.

Arrivons de suite à la statistique de M. Gosselin.

Cette statistique roule sur 122 cas de hernies étranglées, observées de 1844 à 1862 inclusivement.

Sur ce nombre nous relevons seulement les cas où le taxis a été pratiqué, d'après les préceptes de M. Gosselin, soit par lui-même, soit par ses élèves : ces cas sont au nombre de 44 ; ils donnent une proportion de 3 morts sur 41 succès.

Les 41 cas de guérison parlent assez haut d'eux-mêmes pour qu'il ne soit pas besoin de commentaires ; mais analysons les trois cas de morts : l'un d'eux nous est déjà connu, c'est celui que nous avons rapporté. Le deuxième, par ordre de date, ne devrait pas être imputé au taxis forcé, puisque, la réduction n'ayant pas été obtenue, le malade ne voulut pas se soumettre à l'opération, et mourut des suites de son étranglement. Le troisième cas de mort se produisit dans des circonstances particulières qui veulent être expliquées. Il s'agissait d'une grosse hernie inguinale étranglée, chez une femme de 47 ans ; deux médecins, appelés auprès de la malade, bornèrent leur intervention à des frictions d'onguent mercuriel belladonné sur la tumeur : les accidents s'aggravèrent. M. Gosselin fut appelé trente-deux heures après le début des accidents ; il constata une hernie inguino-vulvaire énorme, plus grosse que les deux poings ; sonorité parfaite indiquant que la tumeur est formée exclusivement par l'intestin ; en même temps, de la rougeur et de la chaleur à la peau, dans l'étendue de 6 à 7 centimètres à la partie antérieure et interne de la hernie, un peu d'empâtement du tissu cellulaire sous-cutané.

M. Gosselin fit observer que le cas était défavorable à l'emploi du taxis, malgré le peu d'ancienneté de l'étranglement ; *que la rougeur et la chaleur de la peau devaient faire craindre une perforation de l'intestin,* et la possibilité d'un épanchement péritonéal mortel si la réduction était obtenue : en raison de ces contre-indications, il proposa l'opération immédiate.

L'opération était repoussée par le malade, de plus les deux médecins consultants insistaient pour le taxis, se basant sur l'âge peu avancé de l'étranglement et sur cette circonstance, que la rougeur de la peau pouvait être la conséquence des onctions mercurielles. Le taxis fut décidé, la malade soumise au chloroforme ; on fit des pressions d'abord à deux mains, puis à la fin à quatre mains. Au bout de dix minutes la hernie rentrait complétement en faisant entendre le gargouillement caractéristique.

Néanmoins les douleurs du ventre ont continué, les garde-robes ne se sont pas rétablies, et le malade a succombé treize heures environ après la réduction. L'autopsie ne fut pas faite.

Ce fait, il nous semble du moins, ne peut être inscrit au passif du taxis forcé, sans tenir compte de cette circonstance que le traitement n'a été mis en pratique que contre le gré du chirurgien qui croyait à l'opportunité de l'opération immédiate.

Signalons en terminant six cas dans lesquels le taxis forcé avait été fait infructueusement pendant trente à quarante-cinq minutes et pour lesquels l'opération a été pratiquée. Or un seul de ces six malades a succombé, les cinq autres ont guéri ; résultat qui est en contradiction avec cette opinion que le taxis forcé, infructueusement tenté, peut compromettre le résultat de l'opération.

Que conclure de tout ce qui précède ? Que le taxis forcé est à l'abri de reproches ? loin de là. Nous avons voulu simplement prouver qu'employé convenablement et à propos, il peut rendre de grands services et qu'il est beaucoup moins dangereux que ne le croient encore, sur la foi des auteurs, le plus grand nombre des chirurgiens.

DE L'OPÉRATION DU DÉBRIDEMENT.

Il n'entre pas dans notre plan de décrire l'opération de la herniotomie. Raconter brièvement son origine et son histoire, préciser les indications de son emploi et faire connaître les résultats statistiques qu'elle fournit, telle est seulement la tâche que nous nous sommes imposée.

La première partie de cette tâche a été déjà remplie, nous indiquerons tout à l'heure les cas qui réclament le débridement ; il ne nous reste donc pour le moment qu'à exposer succinctement ses résultats.

La plupart des tableaux statistiques que nous avons consultés ont le grand défaut de fournir des chiffres bruts sans distinction le plus souvent ni de la variété de la hernie, ni surtout de l'âge de l'étranglement an moment de l'opération, moins encore du traitement antérieur. Quoi qu'il en soit, comme nous n'avons d'autre but ici que de donner une idée de la gravité de l'opération, nous allons relever ceux de ces tableaux qui nous offrent un caractère suffisant d'authenticité.

Tableau statistique du résultat de 400 opérations de hernies étranglées.

Malgaigue (1)......	220 opérations.	90 guérisons.	133 morts.
Velpeau (2)........	66 —	23 —	42 —
Gosselin (3).......	65 —	34 —	29 —
Verneuil (4).......	10 —	4 (*) —	6 —
Gay (5)	22 —	11 —	11 —
Holms (6)........	17 —	8 —	9 —
Total....	400 opérations.	170 guérisons.	230 morts.

Il y a loin de cette effrayante mortalité (plus de 57 pour 100), à la prétendue innocuité de l'opération vantée par quelques chirurgiens; qui croirait après

---

(1) *Études statistiques sur les résultats des grandes opérations dans les hôpitaux de Paris*, de 1836 à 1841.

(2) *Statistique du service de M. Velpeau, de* 1855 à 1861 (communiquée par mon collègue et ami Lallement).

(3) *Statistique personnelle* (mémoires cités).

(4) *Bulletin de thérapeutique,* mars et mai 1861.

(5) *Medical Times*, août 1858.

(6) *Medical Times,* 1857.

(*) Dont 1 cas d'anus contre nature.

cela que P. Pott a pu tenir, en parlant du débridement de la hernie, ce langage : « J'oserai dire que sur
cinquante personnes qui le subissent, il *n'en meurt pas
une*, lorsqu'il est exécuté habilement et à propos. »

Qui penserait que Boyer a pu dire que l'opération
n'était *pas dangereuse par elle-même ;* que Dupuytren
lui-même, dans un cas d'étranglement douteux, se
fût décidé à opérer, dans la persuasion *du peu d'inconvénient de l'opération dans le cas où il se trompe-
rait ?*

Est-ce à dire maintenant que par une réaction
exagérée, il faille repousser l'opération du débridement ? Cette conclusion est bien loin de notre pensée.
Nous voulions simplement montrer par des faits élo-
quents que si le taxis forcé a ses inconvénients, ses
dangers même, le moyen qu'on lui oppose est infiniment plus redoutable. Il n'en reste pas moins
démontré pour nous que le taxis progressif et le
débridement forment la base du traitement de
l'étranglement herniaire, que si le taxis échoue,
l'opération est l'ancre de salut du malade, l'*ultima
ratio* du chirurgien.

CHAPITRE III.

Des indications.

Nous connaissons maintenant les différents moyens que le chirurgien peut mettre en œuvre contre l'étranglement herniaire ; nous savons de plus la valeur respective de chacun de ces moyens, il nous reste à faire connaître quand et comment ils doivent être employés.

Rappelons-nous qu'il y a étranglement dans une hernie, pour employer ici la définition qui a été donnée par M. Gosselin dans sa thèse d'agrégation, lorsque les viscères déplacés éprouvent une constriction qui gêne la circulation sanguine et celle des matières stercorales, s'oppose à la rentrée dans l'abdomen, et donne lieu à des symptômes fâcheux.

Dans le plus grand nombre des cas, ces symptômes sont assez fortement accusés, assez nettement exprimés pour que le chirurgien ne puisse concevoir de doute sur l'existence de cette complication. Hâtons-nous de dire qu'il n'en est pourtant pas toujours ainsi, et qu'il arrive encore assez fréquemment que, soit par le concours de circonstances insidieuses, dont nous n'avons pas à nous occuper ici, soit en vertu d'une des prédispositions individuelles dont nous avons déjà parlé, la question de l'étranglement se trouve posée sans qu'il soit possible d'y répondre à un premier examen. Quelle devra être, en pareil cas, la conduite du chirurgien? Aura-t-il recours au taxis ou à l'opération sans savoir, d'une manière positive, si, oui ou non, il a affaire à une hernie étranglée, ou bien, mettant en pratique une vieille maxime, dans le doute s'abstiendra-t-il? Le premier parti ne soutient pas un instant la discussion; quant au second, il est également blâmable, s'il existe pour le chirurgien un moyen de lever ses doutes. Or, ce criterium, nous pouvons le trouver dans l'emploi bien compris des purgatifs. Ce n'est pas à titre d'agent thérapeutique, mais simplement comme moyen d'essai qu'ils doivent être employés.

Il n'est pas indifférent de prendre au hasard un des nombreux agents de la médication purgative; ce qui convient le mieux, au cas particulier, c'est un purgatif d'un effet prompt, sûr, agissant sous un petit volume et capable, par cela même, d'être plus facilement toléré. M. Gosselin emploie avec avantage le calomel associé au jalap, qui nous paraît en effet remplir ces trois conditions. Un lavement, pouvant provoquer l'expulsion des matières contenues dans le bout inférieur de l'intestin, nous semble de nature à augmenter l'incertitude, au lieu de la faire disparaître.

Si donc, aux signes probables de hernie étranglée, tumeur irréductible, coliques, nausées, vomissements, pouls petit, face grippée, etc., vient se joindre la constipation et que celle-ci persiste après l'emploi du purgatif, il n'y a plus à hésiter, on se trouve bien réellement en présence d'un étranglement herniaire.

Mais ne pourrions-nous pas avoir affaire à une hernie *enflammée*, et, enpareil eas, quelle conduite conviendrait-il de tenir?

Avant de répondre à cette question, établissons ce fait bien démontré par M. Gosselin, que toute hernie devenue irréductible tout à coup, en même temps qu'apparaissent tous les symptômes locaux et généraux de l'étranglement, est une hernie dans laquelle le contenu est devenu trop volumineux pour repasser par l'ouverture herniaire et se trouve par conséquent serré, étranglé par cette ouverture. Il y a de l'inflammation sans doute, cette inflammation peut même être primitive, mais, par le fait du gonflement qui survient, l'étranglement et l'irréductibilité ne tardent pas à se produire.

Quelle est d'ailleurs la marche naturelle de la hernie enflammée? Celle-ci étant abandonnée à elle-même, il adviendra de deux choses l'une : ou la résolution se produira, et la guérison avec elle, ou on verra survenir une péritonite généralisée avec ou sans gangrène de l'anse enflammée, avec ou sans perforation, et, en dernier lieu, la mort. On prévoit de quelle importance il serait, au point de vue de la thérapeutique, de savoir à l'avance si on a affaire à un de ces cas exceptionnels où la résolution peut s'effectuer spontanément; or, dans l'état actuel de la science, nous ne possédons aucun moyen d'établir ce diagnostic.

T.   6

Mais qu'arrivera-t-il si, la hernie enflammée étant soumise au taxis, on obtient la réduction? M. Broca va se charger de répondre à cette question : « *Lorsqu'on parvient à réduire la tumeur le premier jour, les accidents disparaissent, et le malade se trouve en quelques heures complétement guéri.* Le *deuxième* et même le *troisième jour*, si l'inflammation n'est pas considérable et si la réduction est obtenue, *il arrive en général que la guérison est rapide encore.* Les vomissements disparaissent, le cours des matières se rétablit. Comment expliquer cette résolution très-rapide de l'inflammation obtenue par le taxis?..... M. Malgaigne a posé cette question sans la résoudre, en se bornant à *constater le fait.* » (Broca, thèse citée, p. 96.)

M. Broca cherche alors à donner une explication de cette guérison, en se fondant sur cette considération, que la réduction fait cesser le gonflement et la gêne de la circulation veineuse dans la partie enflammée. Il n'est pas éloigné de croire, en outre, que « la pression régulière et uniforme à laquelle sont soumises, dans l'abdomen, les anses intestinales ne soit propre à favoriser la libre circulation du sang dans les parois de l'intestin. Dans l'une et l'autre hypothèse, ajoute le même auteur, la réduction pourrait faire disparaître l'afflux sanguin et rendre la résolution rapide.»

Quoi qu'il en soit de l'explication, nous prenons acte des paroles de M. Broca, qui, si nous ne nous trompons, tendent à simplifier beaucoup la question qui nous occupe. Ainsi il est admis qu'inflammation ou étranglement, si le taxis est pratiqué *en temps utile,* la réduction amènera la guérison dans un cas comme dans l'autre. S'il en est ainsi, le diagnostic entre la hernie enflammée et la hernie étranglée perd beaucoup de son importance au point de vue de l'indication thérapeutique.

Nous ne pouvons faire mieux que d'invoquer, à l'appui de cette proposition, l'autorité de M. Broca, dont le témoignage n'est pas suspect en cette matière : «Et d'ailleurs, la question, envisagée sous ce point de vue classique, *ne présente qu'un intérêt secondaire.* Étranglement par inflammation, étranglement par engouement, ce sont toujours des étranglements, et si les accidents persistent, s'ils s'aggravent, c'est toujours la même indication qui se présente, *détruire l'obstacle et dégager l'intestin.* » (Broca, *loc. cit.,* p. 268.)

Au point de vue où nous sommes placé, ce difficile et presque insoluble problème du diagnostic de l'inflammation et de l'étranglement herniaire doit être transformé en un autre dont les termes sont nettement posés par M. Gosselin : « La hernie est-elle de celles qui pourront, dans quelques heures ou dans quelques jours, rentrer seules ou presque seules, et qu'en conséquence on ne doit pas opérer, ou de celles qui ne rentreront pas et pour lesquelles l'opération devra être faite? Eh bien, le taxis, tel que je l'ai exposé, juge habituellement la question, lorsqu'on est appelé à la période où la prudence

permet encore de l'employer. En effet, si la hernie
(je la suppose toujours intestinale) est de celles qui
doivent rentrer après quelques jours de temporisation, elle est aussi de celles qui rentreront, pendant
le sommeil anesthésique, sous l'influence du taxis
progressif; est-elle au contraire le siége d'un étranglement invincible et qui nécessite le débridement,
le taxis ne réussira pas, et son insuccès démontrera
l'opportunité de l'intervention prompte et immédiate du bistouri. » Ajoutons que cette opinion de
M. Gosselin se trouve confirmée par les faits, et,
chose imprévue, c'est M. Malgaigne qui va nous en
fournir la démonstration, dans l'article qu'il a consacré à la critique du taxis forcé : «Sur les 17 succès
de M. Gosselin (statistique publiée en 1859), j'ose
dire qu'il y avait plus d'un étranglement faux» (Malgaigne, *Médecine opératoire*, 7e édit.). Donc le taxis
peut guérir la hernie enflammée ou pseudo-étrangle-
ment.

Cependant on nous objectera, et les faits de guérison spontanée ou aidée par les antiphlogistiques
de hernies enflammées, et les cas de péritonites mortelles consécutives au taxis. A la première objection,
nous avons déjà répondu en traitant des moyens médicaux ; oui, la guérison spontanée est possible ; mais
pouvez-vous la prévoir d'avance, et, si vous n'êtes
pas tombé sur un de ces cas heureux, mais exceptionnels, vous avez perdu un temps précieux, et la
gangrène sera le prix de votre temporisation ?

Citons ici un cas instructif dont l'observation nous

a été communiquée par notre collègue M. Bergeron :

« Le 20 octobre 1863, est entrée, dans le service de M. Gosselin, à la Pitié, salle Saint-Jean, n° 22, la femme M....., lingère.

Il y a quatre ans, cette malade éprouva les premiers symptômes d'une hernie crurale du côté droit, qu'elle contint à l'aide d'un bandage porté seulement pendant le jour.

Dans le courant du mois de juin 1862, la malade cessa de pouvoir réduire sa hernie; en même temps, se produisirent des coliques, des vomissements, constipation, etc.; la malade fait alors appeler son médecin qui essaye la réduction sans succès (le chloroforme ne fut pas employé). Le médecin prescrit alors l'application de 15 sangsues sur la tumeur et un bain. Au bout de huit ou dix heures la hernie rentra d'elle-même; les symptômes d'étranglement disparurent peu à peu, et la malade finit par se rétablir complétement.

Au mois de février dernier (1863), la hernie devint de nouveau irréductible; les mêmes symptômes que la première fois se reproduisirent. Le médecin, qui fut appelé une heure après le début des accidents, fit quelques efforts de taxis (toujours sans chloroforme); puis, encouragé par l'heureux résultat de sa première temporisation, il fit appliquer comme la première fois des sangsues, et prescrivit également ment un bain. Mais la tumeur, au lieu de se réduire cette fois, devint chaude, la peau rougit à ce niveau;

il se forma un abcès stercoral, et bientôt trois ouvertures se firent jour à l'extérieur, par où s'écoula
la matière stercorale. La temporisation avait abouti
à un anus contre nature.

Ce fait porte avec lui son enseignement et n'a pas
besoin de commentaires. Nous ferons remarquer
seulement, qu'on ne s'était pas borné à la simple expectation, mais qu'on avait eu recours aux antiphlogistiques. C'est qu'en effet l'expectation mitigée par
les antiphlogistiques n'en est pas moins l'expectation. Il n'y a ici qu'une seule indication qui doit dominer le traitement : c'est la réduction, qui, pour la
hernie enflammée, est le meilleur des antiphlogistiques. S'obstiner à appliquer des sangsues au lieu
de réduire, c'est, qu'on nous passe la comparaison,
saigner un pendu avant de couper la corde.

Les choses étant ainsi, et la ligne de conduite du
chirurgien étant la même, qu'il ait affaire à une
inflammation ou à un étranglement, une des plus
grosses difficultés de la théorie s'évanouit devant la
pratique.

On serait en droit de se demander pourquoi un
grand nombre de chirurgiens répugnent tant à admettre cette conclusion, et d'où vient le succès de la
doctrine de l'inflammation. La raison en est d'abord
au talent et à l'autorité de ceux qui l'ont défendue,
et puis, s'il faut l'avouer, cette doctrine, si elle est
fatale au malade, est commode pour le chirurgien ;
car, nous l'avons vu, l'étranglement c'est l'action,
l'inflammation c'est la temporisation ; or, pour agir,

il faut un chirurgien qui sache et qui ose; il faut
de plus un malade qui consente; on conçoit maintenant pourquoi un trop grand nombre de chirurgiens se réfugient derrière une doctrine qui convient
à leur timidité, tout en sauvegardant leur réputation.

La question de l'inflammation se trouvant écartée,
au grand bénéfice de la pratique, nous nous trouvons
ramenés à l'étranglement et aux indications qu'il
comporte.

Ces indications varieront:

1º Suivant la réductibilité ou la non-réductibilité
antérieure de la hernie;

2º Suivant la nature probable de son contenu;

3º Suivant son siége;

4º Suivant la durée de l'étranglement.

Il est bien évident que si le chirurgien vient à ap-
prendre qu'avant l'apparition des symptômes d'é-
tranglement, la hernie n'était pas réductible, il devra
s'abstenir de toute tentative de taxis, et qu'il aura
recours à l'opération immédiate.

Nous arrivons maintenant à un des points les plus
difficiles de la question qui nous occupe : par quel
moyen le chirurgien reconnaîtra-il que la hernie
ne contient que de l'épiploon, et, s'il acquiert cette
certitude, quelle conduite devra-t-il tenir?

Nous avons dit plus haut, que la présence d'une anse
intestinale dans un sac herniaire se révélait par une
tension particulière de la tumeur, une sorte de résistance élastique quelquefois assez difficile à percevoir;

enfin, dans quelques cas, par un certain degré de sonorité. Si la hernie ne contient que de l'épiploon,
cette tension, cette rénitence caractéritiques de la
présence d'une anse intestinale, manquera complète-
ment; la consistance de la tumeur sera pâteuse, et
sa surface irrégulièrement lobulée. De plus, et c'est
là un signe auquel M. Gosselin attache une assez
grande importance, on sent le plus souvent derrière
la paroi abdominale la résistance en manière de
corde que donne l'épiploon tendu au-dessus des ouvertures dans lesquelles il s'est engagé. Tels sont les
signes physiques qui rendent très-probable l'existence d'une épiplocèle; on comprendra de suite de
quelle importance il est de bien préciser ce diagnostic, quand nous aurons dit que la temporisation, que nous proscrivons d'une façon absolue,
quand il s'agit d'une entérocèle étranglée, peut être
au contraire employée avec avantage, si l'étranglement ne porte que sur l'épiploon. Nous trouvons,
dans la statistique de M. Gosselin, *six faits* dans lesquels, ayant reconnu l'existence de l'épiploon seul
dans la hernie, le chirurgien s'est abstenu de toute
intervention; les six malades guérirent sans accident.

On se demandera à quoi tient cette différence profonde dans la gravité des accidents, suivant le contenu de la hernie.

M. Gosselin va nous en donner l'explication :
«Remarquons, en effet, que les conditions sont très-
différentes. Quand l'intestin est serré par un anneau

fibreux, sa surface séreuse devient le point de départ
d'une inflammation qui se propage facilement au
péritoine ; la constriction réagit d'une façon inexpli-
cable et nuisible sur le système nerveux, et produit
sur la paroi interne du conduit des lésions dont on
connaît les suites et les dangers. Rien de semblable
pour l'épiploon ; sa constriction n'expose ni à la
même péritonite, ni à la même perturbation ner-
veuse, ni surtout à des lésions locales inquiétantes.
Je n'en veux pas d'autres preuves, que ce qui s'est
passé dans mes six observations, et ce qui se passe
dans les épiplocèles consécutives à des plaies. On
sait qu'à la suite des plaies pénétrantes de l'abdomen,
l'épiploon peut s'échapper, et que, par suite du gonflement inflammatoire, cet épiploon devient irréductible, *c'est-à-dire qu'il s'étrangle par inflammation.*
Que faire en pareil cas ? On a été longtemps d'avis
que le mieux était de débrider et de faire rentrer
l'épiploon. Mais des observateurs sérieux ont reconnu
que l'épiploïte intra-abdominale était plus grave que
l'épiploïte extra-abdominale, et MM. Jobert de Lam-
balle, Larrey, Robert, ont établi, à l'aide de faits
nouveaux, qu'il vaut mieux laisser l'épiploon à l'extérieur sans débrider, que l'inflammation et le gonflement diminuent peu à peu, que l'épiploon finit par
rentrer en partie, et que les malades guérissent. Or
ces habiles chirurgiens oseraient-ils faire, pour
l'entérocèle traumatique, ce qu'ils conseillent pour
l'épiplocèle, et n'est-il pas permis de croire que l'épiplocèle étranglée et enflammée dans un sac herniaire

aura des suites encore plus bénignes que l'épiplocèle au contact de l'air ? »

Concluons de ces judicieuses remarques que l'épiplocèle étranglée, comme l'épiplocèle enflammée, doit être abandonnée à elle-même, et traitée seulement par le repos et les émollients.

Mais ici, le chirurgien doit apporter une extrême attention, car il arrive souvent que derrière la masse épiploïque se trouve une anse intestinale dont la présence pourrait ne pas être révélée par les signes que nous avons fait connaître plus haut. En pareil cas, la prudence exigerait qu'avant de se décider pour l'action ou pour la temporisation, le chirurgien fît l'épreuve du purgatif que nous avons recommandé dans les cas où le diagnostic est incertain.

Il est enfin une terminaison possible de l'épiplocèle étranglée traitée par l'expectation, que nous devons faire connaître ; c'est l'irréductibilité ultérieure de la tumeur épiploïque. M. Gosselin conseille de la contenir avec un bandage à pelote concave.

Jusqu'ici, il faut bien en convenir, nous nous sommes placés en face de cas exceptionnels ; il est temps de tracer, comme nous la comprenons, la règle de conduite du chirurgien en présence des cas ordinaires.

Soit, si l'on veut, une entérocèle étranglée depuis quelques heures seulement (nous indiquerons tout à l'heure le délai pendant lequel la réduction est opportune). Le diagnostic est nettement posé, l'étranglement hors de doute.

Il ressort suffisamment de ce qui précède, que toute temporisation, en pareil cas, est fatale, et que les moyens d'action que nous avons à notre disposition sont d'autant plus efficaces, d'autant plus inoffensifs qu'ils sont employés plus tôt. L'étranglement étant récent, c'est au taxis que nous aurons d'abord recours.

Le malade sera placé comme nous l'avons indiqué plus haut et le taxis pratiqué d'abord très-modérément; cette manœuvre préliminaire suffit, dans un certain nombre de cas, pour obtenir la réduction.

Supposons l'étranglement persistant, le malade alors sera soumis à l'action du chloroforme, *jusqu'à résolution musculaire;* c'est alors seulement que le chirurgien pratiquera le taxis progressif, c'est-à-dire qu'il effectuera méthodiquement des pressions graduellement croissantes, en commençant par une force modérée, pour employer, s'il y a lieu, toute la force qu'il pourra dépenser; si cette force ne lui paraît pas suffisante, il aura recours au taxis à quatre mains. Il est important, nous avons déjà insisté sur ce point, que le taxis soit exercé d'une façon continue et sans interruption. Dans le plus grand nombre des cas, la réduction sera obtenue dans les dix ou douze premières minutes; s'il en était autrement, le taxis serait continué pendant une période de temps qui ne devrait pas excéder cinquante minutes.

Supposons encore, contre toute probabilité, que l'étranglemant persiste, le chirurgien attendra-t-il, pour recommencer plus tard, de nouvelles tentatives de réduction? Nous croyons que cette pratique est irrationnelle et qu'elle doit être abandonnée. Si la réduction n'a pu être obtenue par le taxis, convenablement pratiqué et pendant un temps suffisant, le chirurgien devra, séance tenante, avoir recours à l'opération du débridement.

Abordons maintenant les contre-indications du taxis, et rappelons auparavant sur quelles considérations elles reposent. Nous savons déjà que la gravité de l'étranglement est en raison directe de l'âge de l'étranglement, et en raison inverse du volume des parties étranglées : nous avons insisté longuement, en outre, sur le rôle protecteur de l'épiploon.

Quant à la considération du siége de la hernie étranglée, nous sommes loin de nier son importance; mais, qu'on y fasse bien attention, cette importance dépend moins du siége même de la hernie, que de son volume et de son contenu.

Expliquons notre pensée au moyen de faits précis.

Dans la première statistique, publiée par M. Gosselin, nous trouvons, que sur quarante et une hernies crurales étranglées, ce chirurgien avait employé lui-même le taxis forcé *treize fois* et qu'il avait échoué *cinq fois ;* que sur *dix-neuf* hernies inguinales soumises au taxis, ce moyen n'avait échoué que *deux fois*.

Il résulte de ces faits confirmés par d'autres faits postérieurs, que la hernie crurale offrirait plus de difficulté à la réduction que la hernie inguinale. A quoi tient cette différence? Précisément à ce que ces hernies de petit volume, sans épiploon, où l'étranglement extrêmement serré porte souvent sur une anse incomplète d'intestin, se rencontrent le plus ordinairement dans la région crurale.

Les hernies volumineuses, dans lesquelles l'épiploon supporte, pour ainsi dire, l'effort de la constriction et protége ainsi l'intestin, se rencontrent le plus ordinairement dans la région inguinale et surtout dans la région ombilicale.

Il résulte en outre de faits trop nombreux pour être rapportés ici, que la hernie crurale, sur laquelle échoue trop souvent le taxis, est précisément celle qui fournit à la statistique des opérations les plus beaux résultats, tandis que la hernie inguinale et l'ombilicale, qui fournissent tant de succès au taxis, donnent lieu à une mortalité effrayante si elles sont soumises à l'opération.

Les contre-indications du taxis découlent de ce qui précède.

Lorsque la hernie crurale est d'un volume médiocre, le taxis progressif pourra être tenté sans inconvénient *pendant les trente-six heures* qui suivront l'apparition des accidents d'étranglement. Si cette hernie est d'un très-petit volume, et si le chirurgien a des raisons de croire que l'étranglement porte sur une anse incomplète, il devra s'abstenir du taxis *après vingt-quatre heures* d'étranglement.

Pour la hernie inguinale d'un volume ordinaire, nous donnerons comme limite du taxis *quarante-huit heures.* Ce délai devra être réduit si la hernie est peu volumineuse, si surtout on a lieu de penser qu'elle ne renferme pas d'épiploon.

Enfin, pour la hernie ombilicale, dont le débridement est si redoutable, nous pensons que le taxis progressif devra être mis en pratique *pendant les soixante heures* qui suivront le début des accidents. Ajoutons enfin, que le chirurgien devra s'abstenir du taxis, *quel que soit d'ailleurs l'âge de l'étranglement,* toutes les fois qu'il trouvera, au niveau de la tumeur, la peau chaude, tendue, lisse, d'apparence phlegmoneuse ; circonstances qui coïncident souvent avec la gangrène ou la perforation de l'anse étranglée.

Les contre-indications à l'emploi du chloroforme n'ont rien de spécial pour le cas qui nous occupe. Toute affection de nature à prédisposer à la syncope devra mettre obstacle à l'emploi de cet agent anesthésique ; parmi celles-ci, l'insuffisance aortique doit occuper le premier rang.

Uu pouls petit, filiforme, une respiration anxieuse, contre-indiqueraient également l'emploi du chloroforme. Ajoutons que des vomissements incessants ne permettraient pas de provoquer l'anesthésie et surtout la résolution musculaire, qui pourraient entraîner la pénétration dans les voies aériennes des matières du vomissement. Hâtons-nous de dire toutefois que cet ensemble symptomatique caractérise généralement une période de l'étranglement où il n'est plus permis de songer au taxis.

Nous avons supposé jusqu'ici le chirurgien libre de ses résolutions et ayant ses coudées franches; nous ne nous dissimulons pas que les nécessités de la pratique ont trop souvent pour effet d'enrayer le libre arbitre du médecin et de subordonner ses décisions à la pusillanimité du malade ou aux préjugés de ceux qui l'assistent. En présence d'obstacles de cette nature, le chirurgien ne devra pas perdre de vue l'indication dominante : à tout prix obtenir la réduction. Si l'emploi des moyens chirurgicaux lui est interdit, il sera bien forcé d'avoir recours, en désespoir de cause, aux moyens accessoires.

CONCLUSION.

Parvenu à la fin de notre tâche, qu'il nous soit permis de résumer en quelques mots les faits que nous nous sommes proposé de mettre en lumière et les conclusions qui nous paraissent en découler légitimement.

Nous croyons avoir surabondamment prouvé que le traitement médical de l'étranglement herniaire est complétement insuffisant, qu'il fait perdre un temps précieux et qu'à ce double titre il doit être complétement abandonné.

Nous avons néanmoins fait une réserve pour le cas d'épiplocèle étranglée qui peut, sans inconvénient, être livrée à la temporisation.

Nous avons eu surtout pour but d'établir par des faits que le taxis progressif, aidé du chloroforme et pratiqué en temps opportun ne mérite pas la proscription dont il a été frappé et que ce mode de traitement est appelé à rendre les plus grands services, entre les mains d'un chirurgien exercé.

Si nous ne nous trompons, il ressort clairement de ce que nous avons dit, que si le taxis a échoué ou s'il est inopportun, le chirurgien doit séance tenante avoir recours au débridement.

Rappelons, en finissant, la règle qui nous paraît devoir présider à la conduite du chirurgien, mis en présence d'une hernie étranglée : *ne pas quitter le malade que la réduction ne soit obtenue, soit par le taxis, soit par l'opération.*

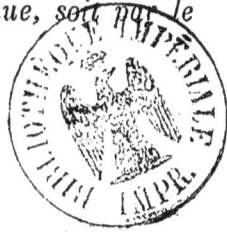

A. PARENT, Imprimeur de la Faculté de Médecine, rue Monsieur-le-Prince, 31.

TABLE DES MATIÈRES

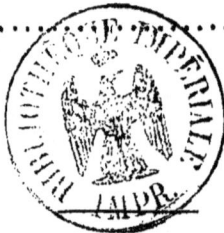

www.ingramcontent.com/pod-product-compliance
Lightning Source LLC
Chambersburg PA
CBHW050601210326
41521CB00008B/1071